Monika Rawlani

Cáries na primeira infância - Prevenção, intervenção e gestão

Monika Rawlani

Cáries na primeira infância - Prevenção, intervenção e gestão

ScienciaScripts

Imprint

Cover image: www.ingimage.com

This book is a translation from the original published under ISBN 978-620-2-02459-4.

Publisher:
Sciencia Scripts
is a trademark of
Dodo Books Indian Ocean Ltd. and OmniScriptum S.R.L publishing group

120 High Road, East Finchley, London, N2 9ED, United Kingdom
Str. Armeneasca 28/1, office 1, Chisinau MD-2012, Republic of Moldova, Europe
Printed at: see last page
ISBN: 978-620-7-70406-4

ÍNDICE DE CONTEÚDOS

DEFINIÇÕES:

Massler (1945) A cárie galopante é definida como uma cárie de aparecimento súbito, generalizada, de disseminação rápida e do tipo escavação, resultando no envolvimento precoce da polpa e afectando os dentes que são normalmente considerados imunes à cárie.

Winter GB, Hamilton MC, James PMC (1966) definiram a cárie de enfermagem como um padrão único de cárie dentária em crianças pequenas devido ao hábito prolongado de amamentar.

Kroll RJ, Stone JH (1967) definiram a Boca de Biberão como uma síndrome caracterizada por um padrão de cárie grave que começa nos dentes anteriores superiores num bebé ou criança saudável alimentado a biberão.

Dilley GJ, Dilley DH, Machen JB (1980) definiram a boca de enfermagem como um padrão único de cárie dentária em crianças pequenas.

Tsamtsouris A, Stack A, Padamsee M (1986) definiram a Cárie de Biberão como uma cárie causada pelo uso prolongado de um biberão cheio de qualquer líquido que não seja água.

Kelly M, Bruerd B (1987) definiram a cárie dentária do biberão como uma cárie causada apenas pela alimentação com biberão e não pela amamentação.

Ripa (1988) definiu a cárie de enfermagem como uma forma específica de cárie desenfreada dos dentes decíduos dos bebés.

Davies (1998) definiu a Cárie Precoce da Infância como uma doença complexa que envolve os incisivos superiores primários no prazo de um mês após a erupção e que se espalha rapidamente para envolver outros dentes primários.

A AAPD (2008) definiu a Cárie Precoce da Infância como "a presença de uma ou mais superfícies dentárias cariadas (lesões cavitadas ou não cavitadas), ausentes (devido a cáries) ou preenchidas em qualquer dente primário de uma criança com 71 meses de idade ou menos".

Recomendado para leitura:

1. Definição de Cárie Precoce da Infância (CPE). Academia Americana de Odontopediatria 2008; página: 15.

2. Política sobre Cárie Precoce da Infância (CPE): Classificações, Consequências e Estratégias Preventivas. Manual de Referência 2016; 37: 50-52.

3. Tinanoff N, David MS. O'Sullivan, BS. Cáries na primeira infância: visão geral e descobertas recentes. Odontopediatria 1997; 19:12-16.

4. De Grauwe A, APS J, Martens L.C. Early Childhood Caries (ECC): what's in a name? European Journal Of Paediatric Dentistry 2004; 2: 62-70.

5. Kawashita Y, Kitamura M, Saito T. EarlyChildhoodCaries. Int J Dent. 2011; 2011: 1-7.

6. Subramaniam P, Prashanth P. Prevalence of early childhood caries in 8 - 48 month old preschool children of Bangalore city, South India (Prevalência de cáries na primeira infância em crianças pré-escolares com 8 a 48 meses de idade da cidade de Bangalore, Sul da Índia). Contemp Clin Dent. 2012; 3:15-21.

7. Fan C, Wang W, Xu T, Zheng S. Factores de risco de cáries na primeira infância em crianças de Pequim: um estudo caso-controlo. BMC Saúde Oral. 2016 Sep 17; 16:98.

Terminologias:

As expressões seguintes são utilizadas indistintamente:
Boca de garrafa de leite
Síndrome do biberão de leite
Cáries de enfermagem
Cáries do biberão
Síndrome do biberão
Cáries de apoio à garrafa
Cáries do biberão
Boca de biberão
Cáries labiais
Cáries dos incisivos
Cáries anteriores do maxilar
Cáries na infância
Cáries de chupeta
Cáries de edredão
Cáries galopantes

Cárie dentária na primeira infância

Cáries na primeira infância

Recomendado para leitura:

1. TinanoffN, David MS. O'Sullivan, BS. Cáries na primeira infância: visão geral e descobertas recentes. Odontopediatria 1997; 19:12-16.

2. De Grauwe A, APS J, Martens L.C. Early Childhood Caries (ECC): what's in a name? European Journal Of Paediatric Dentistry 2004; 2: 62-70.

3. Kawashita Y, Kitamura M, Saito T. EarlyChildhoodCaries. Int J Dent. 2011; 2011: 1-7.

4. Subramaniam P, Prashanth P. Prevalence of early childhood caries in 8 - 48 month old preschool children of Bangalore city, South India (Prevalência de cáries na primeira infância em crianças pré-escolares com 8 a 48 meses de idade da cidade de Bangalore, Sul da Índia). Contemp Clin Dent. 2012; 3:15-21.

5. Fan C, Wang W, Xu T, Zheng S. Factores de risco de cáries na primeira infância em crianças de Pequim: um estudo caso-controlo. BMC Saúde Oral. 2016 Sep 17; 16:98.

História:

As cáries em bebés e crianças pequenas são há muito reconhecidas como uma síndrome clínica, que foi descrita já em meados do século passado. Em 1862, um médico americano, Abraham Jacobi, foi o primeiro a descrever o aspeto clínico da cárie precoce da infância, que observou num dos seus próprios filhos. Beltrami, em 1930, caracterizou este padrão de cárie precoce em crianças pequenas como **"les dents noire de tout petis"** ou traduzido como "dentes pretos dos muito pequenos". Em 1962, o Dr. Elias Fass publicou a primeira descrição exaustiva de cáries em bebés, que designou por **"boca de biberão de enfermagem"**.

Em 1978, a AAPD publicou **"Nursing Bottle Caries" (Cáries do biberão),** uma declaração conjunta com a Academia Americana de Pediatria para abordar uma forma grave de cárie associada à utilização do biberão. Em 1985, o termo **cárie dentária do biberão** (BBTD) foi adotado pela Healthy Mothers/Healthy Babies Coalition. O termo foi selecionado para realçar a associação frequente desta forma de cárie dentária com práticas de alimentação inadequadas.

No entanto, nas duas décadas seguintes, reconhecendo que esta apresentação clínica distinta não estava consistentemente associada a más práticas alimentares e que a cárie era uma doença infecciosa, a AAPD adoptou o termo "**Cárie Precoce da Infância**" para refletir melhor a sua etiologia multifatorial. Inclui outros factores etiológicos, como a desnutrição, alimentos infantis cariogénicos e transmissão bacteriana das mães ou cuidadores para as crianças.

Numa conferência sobre CCE em Calgary, os delegados, incluindo os profissionais não dentários, reconheceram que as pessoas precisam de um termo que reflicta a gravidade da doença e as suas consequências. Passaram a designá-la por "**Doença Dentária da Primeira Infância**".

Revisão da literatura:

James PM, Parfitt GJ, Falkner F (1957) referiram que a cárie de amamentação envolve preparações vitamínicas doces e xaroposas adicionadas aos biberões ou utilizadas com alimentadores para bebés, compostos por uma tetina de borracha e um pequeno recipiente de plástico.

Winter GB, Hamilton MC, James PMC (1966) afirmaram que os sumos de fruta e as bebidas carbonatadas também foram referidos como ingredientes no biberão de crianças com diagnóstico de cárie de amamentação e sugeriram que, quando os sumos de fruta estão envolvidos na cárie de amamentação, a erosão pode ser a alteração primária do esmalte que precede a cárie galopante.

Curzon MEJ, Curzon JA (1970) relataram que o biberão de amamentação foi adulterado pela adição de açúcar de mesa ou outros agentes adoçantes cariogénicos em crianças com cáries de amamentação.

Winter GB, Rule DC, Mailer GP (1971) demonstraram que existe uma associação entre a utilização de uma chupeta açucarada e as cáries de amamentação em crianças em idade pré-escolar e referiram que as crianças com cáries de amamentação mantiveram o seu hábito durante um período médio de 18 meses, em comparação com um grupo sem cáries, no qual o período médio foi de 14,2 meses.

Picton DC, Wiltshear PJ (1977) sugeriram o uso de biberões como causa de cáries em lactentes.

Kotlow LA (1977) afirmou que as cáries de amamentação ocorriam em crianças com idades compreendidas entre os 11 e os 14 meses e que os bebés amamentados ao peito citavam não só o facto de o peito estar disponível a pedido, mas também o facto de a criança dormir com a mãe para que a amamentação pudesse continuar à vontade durante a noite.

Aldy D, Siregar Z, Siregar H, Liwijaya SG, Tanyati S (1979) afirmaram que nem todas as cáries galopantes em crianças em idade pré-escolar podem ser classificadas como cáries de enfermagem e, por conseguinte, pode ser necessário um historial dietético adequado e uma revisão das práticas alimentares para um diagnóstico definitivo.

Dilley GJ, Dilley DH, Machen JB (1980) descobriram que 78% dos pais de crianças tratadas por cáries de amamentação relataram que não receberam instruções para descontinuar o biberão.

Van Houte J, Gibbs G, Butera C (1982) demonstraram que, em crianças com cáries de amamentação, o S. mutans é o microrganismo predominante associado às lesões.

Johnsen D (1982) relatou que 40% dos pais de crianças com lesões nos incisivos estavam previamente conscientes do potencial cariogénico da amamentação prolongada.

Johnsen DC, Gerstenmaier JH, DiSantis TA, Berkowitz RJ (1986) relataram que as crianças com um diagnóstico prévio de cárie de enfermagem eram mais susceptíveis à cárie dos molares primários aproximados do que as crianças que estavam inicialmente livres de cárie.

Kelly, Bruerd (1987) determinaram que a taxa de prevalência de BBTD de 53% foi encontrada nos estudantes nativos americanos (idades 3-5) inscritos nos programas Head Start nas áreas do Alasca e Oklahoma e relataram que o USPHS Indian Health Service e o Head Start Bureau estimaram que os custos de tratamento para uma única criança com cáries de enfermagem se situavam entre $700 e $1200, excluindo os custos hospitalares se a criança necessitasse de anestesia geral.

Bruerd B, Kinney MB, Bothwell E (1989) implementaram um programa de prevenção de BBTD em 12 comunidades de índios americanos/nativos do Alasca de 1986 a 1989.

Acs G, Lodolini G, Kamisky S, Cisneros GJ (1992) demonstraram que a CCE pode interferir com o crescimento do corpo, com efeitos adversos no peso e na altura do corpo e pode resultar em atraso de crescimento.

Eronat H, Eden E (1992) sugeriram que a amamentação poderia ser a causa de cáries de enfermagem.

Barnes GP, Parker WA, Lyon TC , Drum MA, Coleman GC (1992) compararam o BBTD e a prevalência de cáries entre crianças do Head Start que pertenciam a quatro grupos étnicos em cinco Estados do Sudoeste. A idade, a residência e o estado de fluoretação também foram comparados para a amostra total e para as categorias étnicas. A BBTD foi prevalente em aproximadamente 24% e 15% da amostra total, dependendo do critério de gravidade utilizado. As crianças nativas americanas tiveram uma prevalência mais elevada do que as hispânicas, brancas e negras. As crianças rurais apresentaram uma maior prevalência de BBTD do que as crianças não rurais em todos os grupos étnicos, exceto nos brancos. A prevalência de BBTD e de cáries aumentou com a idade.

Birkhed D, Imfeld T, Edwardsson S (1993) afirmaram que a utilização diária de um biberão com leite de vaca ao deitar pode ser suficiente para desmineralizar o esmalte, enquanto a sua utilização ocasional não parece aumentar o risco de CCE.

Milnes A, Rubin C, Karpa M, Tate R (1993) mostraram que as pessoas que viviam longe dos centros de tratamento tinham custos significativamente mais elevados do que os grupos que viviam mais perto. Os custos que mais contribuíram para esta diferença foram as deslocações e os custos associados à hospitalização e à administração de anestesia geral. Verificou-se que o custo total médio da restauração de um doente com cáries de enfermagem que necessitava de anestesia geral para efetuar o tratamento era de $2.141,75 e que o custo médio do tratamento para as crianças que não necessitavam de anestesia geral era de $311,55.

Roberts GJ, Cleaton-Jones PE, Fatti LP, Richardson BD, Sinwel RE, Hargreaves JA et al (1994) mostraram que as pontuações médias de dmfs e dmft eram estatisticamente mais elevadas no grupo de cáries de amamentação, mas não estavam relacionadas com a duração do tipo de alimentação (peito ou biberão).

Benitez C, O'Sullivan DM, Tinanoff N (1994) referiram que existe pouca influência do aconselhamento parental no desmame dos seus filhos do biberão noturno e na escovagem com gel de flúor nos dentes dos seus filhos.

Radis FG, Wilson S, Griffen AL, Coury DL (1994) sugeriram que a criança tímida e retraída pode ser mais suscetível de sofrer de CCE.

Sheehy E, Hirayama K, Tsamtsouris A (1994) descobriram que 23% das crianças tratadas por CEC sob anestesia geral necessitaram de restauração ou extração após a cirurgia dentária inicial.

Cook HW, Duncan WK, De Ball S, Berg B (1994) afirmaram que o custo do tratamento de uma criança com CEC excedia os 2.000 dólares americanos.

Wyne AH, Adenubi JO, Shalan T, Khan N (1995) realizaram um estudo em crianças sauditas com cáries de enfermagem e referiram que cerca de três quartos das crianças eram amamentadas a pedido durante o sono e que três quartos das crianças tomavam sumos de fruta e refrigerantes num biberão.

Grindefjord M, Dahllof G, Modeer T (1995) mostraram que a cárie nos primeiros anos de vida tem sido associada à cárie na infância tardia.

Al-Dashti AA, Williams SA, Curzon ME (1995) mostraram que a prevalência de CEC era de 19% no Kuwait e que as crianças amamentadas ao peito tinham mais probabilidades de não ter cáries do que as que eram alimentadas com biberão desde o nascimento, embora a cárie de amamentação estivesse positivamente associada à prática de amamentar à noite "à vontade" após os 6 meses de idade.

Ayhan H, Suskan E, Yildrim S (1996) demonstraram que a CEC pode interferir com o crescimento do corpo, com efeitos adversos no peso e na altura do corpo, e pode resultar em atraso de crescimento.

O'Sullivan DM, Tinanoff N (1996) mostraram que a cárie nos primeiros anos de vida tem sido associada à cárie na infância tardia.

Bruerd B, Jones C (1996) descreveram que em cinco locais onde tanto o aconselhamento individual como as actividades educativas baseadas na comunidade tinham continuado, a prevalência de BBTD foi reduzida em 38% ao longo de um período de oito anos, de 1986 a 1994.

Shantinath SD, Breiger D, Williams BJ, Hasazi JE (1996) sugeriram que os problemas de sono nas crianças pequenas são um fator de risco comportamental para o consumo noturno de biberões e para o CEC.

Berkowitz RJ, Moss M, Billings R, Weinstein P (1997) afirmaram que 52% da coorte tratada sob anestesia geral apresentou novas lesões de esmalte de superfície lisa no prazo de 4-6 meses após a cirurgia dentária.

Tinanoff N, O'Sullivan DM (1997) referiram que a cárie de amamentação é iniciada e exacerbada pelo uso prolongado de bebidas açucaradas num biberão, particularmente durante a alimentação nocturna ou durante as sestas diurnas.

Weintraub JA (1998) propôs estratégias para prevenir o CEC, tendo sido feitas as seguintes recomendações 1) Continuar a promover a fluoretação da água da comunidade. 2) Avaliar a eficácia de outras medidas orientadas para a saúde pública para prevenir o CEC. 3) Desenvolver um registo nacional de CCE e de cáries galopantes. 4) Associar o rastreio da saúde oral e intervenções de baixo custo e de fácil implementação aos calendários de imunização e às actividades de enfermagem de saúde pública. 5) Aumentar as oportunidades para intervenções baseadas na comunidade conduzidas por higienistas dentários. 6) Alterar os planos de reembolso dos seguros para incentivar os dentistas a prevenir doenças. 7) Incluir a medicina dentária na nova legislação sobre seguros de saúde infantil para crianças, bem como para os pais de bebés e crianças em idade pré-escolar.

Reisine S, Douglass JM (1998) referiram que a alimentação frequente com biberão à noite, o aleitamento materno ad libitum e a utilização prolongada e repetida de um copo de treino sem derrame estão associados, mas não consistentemente implicados, no CCE.

Weerheijm KL, Uyttendaele-Speybrouck BF, Euwe HC, Groen HJ (1998) demonstraram que a amamentação prolongada não conduz a uma maior prevalência de cáries, embora a comparação entre os grupos demonstre que a amamentação frequente e a baixa utilização adicional de flúor devem ser consideradas como factores que contribuem para o processo de cáries de enfermagem num grupo de crianças holandesas.

Acs G, Shulman R, Chussid S, Lodolini G (1998) apresentaram quatro relatos de casos de crianças com CEC e atraso no crescimento. Após a reabilitação dentária, todos os pacientes exibiram uma aceleração da velocidade do peso. Durante o período de observação, a velocidade do peso continuou a aumentar com o tempo, consistente com o fenómeno de "recuperação" do crescimento que é observado em crianças nutricionalmente privadas.

Weinstein (1998) mostrou que factores externos, incluindo o número de crianças numa família, a situação de monoparentalidade ou as opções de cuidados infantis, desempenham um papel no CCE e no sucesso dos métodos de prevenção.

Erickson PR, Mazhari E (1999) avaliaram que, embora a CEC possa não resultar apenas do leite materno, a amamentação em combinação com outros hidratos de carbono revelou-se in vitro altamente cariogénica.

Tinanoff N, Daley NS, O'Sullivan DM, Douglass JM (1999) afirmaram que, apesar do facto de a utilização de flúor e de agentes antibacterianos ser um modo promissor e muitas vezes eficaz para a prevenção do CEC, foram relatados três casos de insucesso após métodos de prevenção intensos e convencionais.

Oulis CJ, Berdouses ED, Vadiakas G (1999) examinaram as práticas alimentares e as características demográficas e de enfermagem de crianças gregas com e sem cáries de enfermagem e concluíram que - 1) O hábito de enfermagem de dar biberão não é o único fator que determina o desenvolvimento de cáries de enfermagem. 2) Adormecer com o biberão parece ser o fator mais determinante associado ao desenvolvimento de cáries de amamentação. 3) O aleitamento materno da criança por mais de 40 dias pode atuar preventivamente e inibir o desenvolvimento de cáries de amamentação em crianças.

Lopez L, Berkowitz R, Zlotnik H, Moss M, Weinstein P (1999) avaliaram que os antibacterianos tópicos, como a iodopovidona a 10%, demonstraram inibição da CEC em crianças pequenas.

Acs G, Shulman R, Ng MW, Chussid S (1999) descobriram que a reabilitação dentária abrangente resultou num crescimento de recuperação, de tal forma que as crianças com uma história de cáries de enfermagem já não diferiam em pesos percentuais dos pacientes de comparação.

Quartey JB, Williamson DD (1999) determinaram que a prevalência de CCE era de 76% e 44% das crianças foram classificadas no grupo com cáries de enfermagem entre os pacientes das clínicas dentárias do Departamento de Saúde do Condado de Harris.

Ramos-Gomez FJ, Shepard DS (1999) descobriram que a prevenção se torna económica se pelo menos 59% das lesões cariosas receberem tratamento restaurador. Assumindo um custo médio de restauração de 112 dólares por superfície, o modelo prevê uma poupança de 66 a 73 dólares na prevenção de uma lesão cariosa numa superfície. Assim, os três níveis de intervenção preventiva (mínima, intermédia e abrangente) devem ser relativamente rentáveis.

Hamilton FA, Davis KE, Blinkhom AS (1999) afirmaram que uma simples promoção da saúde oral facilitada pelos técnicos de saúde melhorou a recordação dos conselhos e o comportamento de visita à clínica.

Ramos-Gomez FJ, Tomar SL, Ellison J, Artiga N, Sintes J, Vicuna G (1999) mostraram que a prevalência de CCE variava entre 12,3% e 30,5%, dependendo da definição de caso numa população de crianças mexicanas-americanas de baixos rendimentos em Stockton, Califórnia. Mais de 17% das crianças com dois anos de idade tinham um incisivo superior primário afetado por cáries na superfície vestibular ou lingual; 13,2% tinham dois incisivos afectados. A idade média de desmame do aleitamento materno ou do biberão e os padrões de utilização do biberão durante o sono não diferiram significativamente entre as crianças com CCE e as crianças sem CCE. Não se verificaram padrões claros de frequência de alimentos cariogénicos e estado de doença. Concluíram que os seus resultados questionam se os padrões de alimentação com leite materno humano, fórmula ou leite bovino são factores etiológicos suficientes para esta condição.

Casamassimo PS (2000) afirmou que a CCE pode interferir com o crescimento do corpo, com efeitos adversos sobre o peso e a altura do corpo e pode resultar em incapacidade de crescimento.

Kowash MB, Pinfield A, Smith J, Curzon ME (2000) investigaram o efeito da Educação para a Saúde Dentária fornecida por profissionais formados em visitas domiciliárias regulares numa zona de baixo nível socioeconómico/elevada incidência de cáries e demonstraram uma redução da ocorrência de CEC após 3 anos.

Eidelman E, Faibis S, Peretz B (2000) referiram que as crianças tratadas para CEC sob anestesia geral necessitavam de tratamento para novas lesões cariosas no prazo de 6 a 24 meses após a cirurgia dentária inicial.

Dimitrova MM, Kukleva MP, Kondeva VK (2000) efectuaram um estudo para determinar a taxa de incidência de cáries e a necessidade do seu tratamento em crianças com idades compreendidas entre os 12 e os 47 meses de Plovdiv. A taxa de incidência de cáries no grupo I (12-23 meses) foi de 0,54, no grupo II (24-35 meses) foi de 1,45 e no grupo III (36-47 meses) foi de 1,85. Em todos os grupos etários, a incidência de cáries activas, bem como a percentagem de superfícies com cáries activas, foi consideravelmente mais elevada do que a incidência de cáries tratadas. Concluíram que, nas populações estudadas, a cárie dentária é tratada apenas num número muito reduzido de casos.

Peretz B, Faibis S, Ever-Hadani P, Eidelman E (2000) compararam e mostraram que as crianças tratadas para BBTD sob anestesia geral ou sob sedação numa idade muito jovem se comportam de forma semelhante num exame de acompanhamento quase 13 meses após a cirurgia.

Almeida AG, Roseman MM, Sheff M, Huntington N, Hughes CV (2000) mostraram que 45% das crianças com CEC tratadas sob anestesia geral no Franciscan Children's Hospital and Rehabilitation Center, em Boston, tiveram uma recidiva ao fim de 12 meses após a cirurgia dentária. Sugeriram que podem ser necessárias terapias preventivas mais agressivas para evitar o desenvolvimento futuro de lesões cariosas em crianças que sofreram CEC.

Petti S, Cairella G, Tarsitani G (2000) estimaram que a prevalência de cárie dentária galopante na primeira infância em crianças de 3 a 5 anos de idade em Roma, Itália, era de 7,6% e estava associada a classes sociais baixas e médias, à utilização de biberões com bebidas açucaradas, a níveis elevados de estreptococos mutans salivares e a má nutrição.

Lulic-Dukic O, Juric H, Dukic W, Glavina D (2001) revelaram a importância da introdução precoce da escovagem dos dentes e do abandono do consumo noturno de bebidas açucaradas na prevenção do CCE em crianças em idade pré-escolar na cidade de Zagreb, Croácia.

Primosch RE, Balsewich CM, Thomas CW (2001) sugeriram que a inserção de uma consulta pré-operatória adicional não conseguiu melhorar o cumprimento das avaliações de acompanhamento ou alterar os conhecimentos dos pais sobre saúde dentária e práticas preventivas. As variáveis do paciente também não conseguiram discriminar as influências na previsão do comportamento cumpridor. Embora a recaída tenha sido prevalente entre os pacientes que cumpriram as avaliações de acompanhamento, foi demonstrada uma melhoria significativa nas pontuações de placa, gengiva e estreptococos mutans, seguindo o grau de tratamento restaurador agressivo tipicamente fornecido com anestesia geral.

Wyne A, Darwish S, Adenubi J, Battata S, Khan N (2001) mostraram que a prevalência de cáries de enfermagem era de 27,3% em crianças pré-escolares sauditas da área de Riade.

Quinonez RB, Keels MA, Vann WF , McIver FT, Heller K, Whitt JK (2001) demonstraram que uma combinação de variáveis psicossociais, comportamentais, temporais e biológicas previam os resultados do CCE.

Quinonez R, Santos RG, Wilson S, Cross H (2001) investigaram que o temperamento não previu a duração do hábito alimentar, mas que, em conjunto, a timidez e a duração do hábito alimentar estavam associadas ao CCE.

Ramos Gomes FJ, Weintraub JA, Gansky SA, Hoover CI, Featherstone JD (2002) avaliaram que o ECC se correlacionou com a presença de níveis salivares de estreptococos mutans, a idade da criança e a falta de seguro odontológico das crianças, bem como inversamente com a renda familiar e o nível educacional da mãe da criança.

Pierce KM, Rozier RG, Vann WF (2002) sugeriram que os rastreios dentários podem ser facilmente incorporados numa prática pediátrica e que os prestadores de cuidados primários pediátricos podem contribuir significativamente para a saúde oral global das crianças pequenas através da identificação e encaminhamento de crianças com CCE.

Thomas CW, Primosch RE (2002) mostraram que, embora a reabilitação do CCE tenha conduzido apenas a um ligeiro aumento não significativo do percentil médio do peso das crianças, conduziu a uma melhoria significativa da qualidade de vida das crianças, tal como relatado pelos seus pais.

Lopez L, Berkowitz R, Spiekerman C, Weinstein P (2002) sugeriram que a aplicação tópica bimensal de uma solução de iodopovidona a 10% na dentição de bebés com elevado risco de CEC aumentava a sobrevivência livre da doença.

Dimitrova MM, Kukleva MP, Kondeva VK (2002) realizaram um estudo para determinar a prevalência de CEC e os factores de risco em crianças com idades compreendidas entre os 12 e os 47 meses em Plovdiv, Bulgária. A prevalência foi de 20,82% em crianças de 1 ano de idade, 40,0% em crianças de 2 anos e 56,15% em crianças de 3 anos. Os autores mostraram que a utilização do edredão do bebé com mel não é o único fator de risco para o desenvolvimento de cáries, mas o consumo frequente de hidratos de carbono rapidamente solúveis, bem como o seu contacto prolongado com a superfície dentária, são também factores de risco altamente significativos.

Huntington NL, Kim IJ, Hughes CV (2002) examinaram os factores associados à CCE em famílias hispânicas afectadas e mostraram que os pais de famílias sem CCE tinham uma probabilidade significativamente maior de ter ido ao dentista recentemente e as crianças tinham menos probabilidade de dormir enquanto se alimentavam, em comparação com as famílias com uma criança afetada por CCE. Nas famílias afectadas por CCE, os irmãos com CCE eram significativamente mais propensos a usar o biberão e a dormir enquanto se alimentavam, em comparação com os seus irmãos sem CCE. 55% das famílias em estudo tinham mais de 1 criança afetada por CCE.

Rosenblatt A, Zarzar P (2002) estimaram que a prevalência de CEC em crianças pobres de 12 a 36 meses de idade na cidade de Recife foi de 28,46%. Eles mostraram que o CEC não estava relacionado com o tipo de alimentação; no entanto, o número de lanches açucarados entre as refeições e uma dieta cariogénica estavam fortemente relacionados com o CEC.

Olmez S, Uzamri? M (2002) realizaram um estudo para determinar a relação entre os hábitos alimentares dos bebés, os padrões de higiene oral, o nível de educação dos pais e as Cáries Católicas em crianças turcas dos nove aos 59 meses de idade. O nível de educação do pai e o consumo de flúor mostraram associações com a cárie. A amamentação conjunta com biberão foi mais comum, e estas crianças tinham uma maior prevalência de cáries do que as crianças que eram apenas amamentadas. Além disso, as crianças que eram alimentadas a biberão durante a noite desenvolveram mais lesões de cárie. O consumo frequente de bebidas açucaradas era um hábito comum entre as crianças.

Hallett KB, O'Rourke PK (2002) avaliaram que os factores determinantes do consumo excessivo de álcool numa população infantil australiana são a etnia que não a caucasiana, a língua que não o inglês, o estatuto de mãe solteira, o conteúdo do biberão açucarado, o facto de ir dormir com o biberão e beber do biberão durante o dia.

Milnes AR (2003) afirmou que a sedação intravenosa pode ser usada como uma alternativa à anestesia geral no tratamento da CEC.

Peretz B, Sarit F, Eidelman E, Steinberg D (2003) avaliaram que as crianças que tiveram tratamento dentário devido a CEC podem ter uma contagem elevada de Streptococcus mutans (MS) no futuro e estão em risco de ataque de cárie. Mostraram que os factores que podem estar associados a contagens elevadas de MS são o baixo peso à nascença e a educação da mãe.

Rozier RG, Sutton BK, Bawden JW, Haupt K, Slade GD, King RS (2003) mostraram que os programas de medicina dentária preventiva na Carolina do Norte aumentaram o acesso a serviços dentários preventivos para crianças jovens abrangidas pelo Medicaid cujo acesso a dentistas é restrito.

deFarias DG, Bezerra AC (2003) analisaram que as crianças com CEC apresentavam níveis mais elevados de IgA e IgG salivares totais.

Peressini S (2003) sugeriu que não havia uma associação forte ou consistente entre o uso de chupeta e o CEC.

Wadhawan S, Kumar JV, Badner VM, Green EL (2003) ilustraram que, embora a cárie dentária seja evitável, continua a ser um problema significativo em crianças pequenas e resulta num grande número de consultas de cirurgia ambulatória no Estado de Nova Iorque.

Ramezani GH, Norozi A, Valael N (2003) demonstrou que a prevalência de cáries de enfermagem era de 19,5% em crianças com idades compreendidas entre os 18 e os 60 meses que chegavam ao Centro de Saúde de Qazvin com um peso superior a 2,5 kg. Nas crianças afectadas, o CPO-D era 3,8 vezes superior ao das crianças não afectadas e o CPO-D das suas mães também era superior. A alimentação com biberão, especialmente durante o sono, mostrou um aumento das cáries de amamentação, tal como a duração da alimentação com leite materno.

Bray KK, Branson BG, Williams K (2003) avaliaram que a prevalência de CEC era de 31,5%, numa população de crianças com idades compreendidas entre um e cinco anos, que frequentavam uma clínica para mulheres, bebés e crianças ou uma clínica para crianças de boa saúde no Departamento de Saúde de Kansas City. Sugeriram que os factores de risco predisponentes relacionados com a presença de CCE são a idade da criança, o sexo, a idade de desmame e a frequência de bebidas açucaradas.

Shiboski CH, Gansky SA, Ramos-Gomez F, Ngo L, Isman R, Pollick HF (2003) exploraram o papel da raça/etnia na ocorrência de CEC entre as crianças em idade pré-escolar do programa Head Start (HS) da Califórnia e as crianças não pertencentes ao HS. Os asiáticos e os latinos/hispânicos do

HS tiveram a maior prevalência de CEC, de 30% a 33%. O risco estimado de CCE foi mais de três vezes superior nos asiáticos do HS em comparação com os brancos do HS e entre os afro-americanos e asiáticos não pertencentes ao HS em comparação com os brancos não pertencentes ao HS, controlando as variáveis do estatuto socioeconómico. O risco de CCE também foi maior entre as crianças que adormeceram enquanto bebiam leite ou qualquer substância doce, em comparação com as que não o fizeram.

Hallett KB, O'Rourke PK (2003) investigaram a associação entre variáveis sociais e comportamentais seleccionadas e a presença de CEC em crianças em idade pré-escolar na região norte de Brisbane: aleitamento materno dos três aos seis meses de idade, dormir com o biberão, beber do biberão, etnia diferente da caucasiana, rendimento familiar anual entre 20 000 e 35 000 dólares e rendimento familiar anual inferior a 20 000 dólares.

Carino KM, Shinida K, Kawaguchi Y (2003) indicaram uma necessidade urgente de aumentar a consciencialização de que a CEC é um problema de saúde pública, defender a utilização de flúor como medida de saúde pública e aumentar o acesso a serviços dentários preventivos para crianças em idade pré-escolar.

Filstrup SL, Briskie D, da Fonseca M, Lawrence L, Wandera A, Inglehart MR (2003) investigaram que as crianças com CEC tinham uma qualidade de vida relacionada com a saúde oral inferior. As crianças com CCE que receberam tratamento dentário apresentaram uma melhoria da qualidade de vida relacionada com a saúde oral na avaliação de acompanhamento.

Jin BH, Ma DS, Moon HS, Paik DI, Hahn SH, Horowitz AM (2003) determinaram que a prevalência de CEC e de CEC grave era de 56,5% e 47%, respetivamente, em Seul, na Coreia, e mostraram que a idade e a frequência de refeições ligeiras entre as refeições estavam associadas à prevalência de CEC

Jose B, King NM (2003) mostraram que a prevalência de CCE era de 12% em crianças em idade pré-escolar em Kerela e que os grupos de alto risco de lesões de cárie dentária são os que têm um mau estado de higiene oral, os que consomem lanches e recebem doces como recompensa e os que pertencem a uma classe socioeconómica mais baixa.

Greer MH, Tengan SL, Hu KI, Takata JT (2003) avaliaram crianças de escolas públicas com idades compreendidas entre os 5 e os 9 anos em todo o Estado em 1989 e 1999. Em ambas as amostras, foi demonstrado que as crianças asiáticas e das ilhas do Pacífico (como grupo), em contraste com as crianças caucasianas, afro-americanas ou hispânicas, sofriam de taxas desproporcionalmente elevadas de cáries dentárias, eram mais susceptíveis de ter necessidades de tratamento não satisfeitas e menos susceptíveis de utilizar selantes dentários.

Adewakun AA, Beltran-Aguilar ED (2003) avaliaram o padrão de distribuição de CCE entre crianças angolanas (Índias Ocidentais Britânicas) com idades compreendidas entre os 24 e os 71 meses e demonstraram que os dentes e as superfícies afectadas pela cárie variam consoante a idade, sugerindo que a idade e as considerações morfológicas desempenham um papel nos modelos etiológicos propostos para explicar a suscetibilidade.

Peressini S, Leake JL, Mayhall JT, Maar M, Trudeau R (2004) determinaram que a prevalência de CEC era de 52% na população das Primeiras Nações de crianças de 3 e 5 anos no Distrito de Manitoulin, Ontário.

Chase I, Berkowitz RJ, Mundorff-Shrestha SA, Proskin HM, Weinstein P, Billings R (2004) avaliaram que a taxa de recaída era alta e rápida em crianças tratadas para CEC. A cirurgia dentária resultou numa redução significativa dos reservatórios de estreptococos mutans salivares em crianças tratadas para CEC. No entanto, isto não se traduziu em resultados clínicos aceitáveis.

Askarizadeh N, Siyonat P (2004) mostraram que 17,2% das crianças afectadas por cáries de amamentação e em 60% das crianças afectadas foi adicionado açúcar ao biberão em crianças em idade pré-escolar de Teerão.

Birardi V, Bossi L, Dinoi C (2004) demonstraram que a terapia tradicional do CEC pode ser melhorada com a utilização do laser Nd:YAG.

Stevens A, Freeman R (2004) realizaram um estudo para investigar o papel da interação mãe-filho como um fator na cárie de enfermagem. Concluíram que a CCE é caracterizada por uma maternidade regressiva, uma maternidade culpada e uma maternidade de conveniência.

Ferro R, Besostri A, Meneghetti B, Beghetto M (2004) avaliaram que a prevalência tinha descido de 11,9% em 1994 para 6,5% em 2004 em crianças italianas do jardim de infância. A prevalência de CEC aumentou com a idade. Nas crianças imigrantes, a CCE foi 3 vezes (S-CCE 6 vezes) mais frequente do que nas crianças nativas.

Vachirarojpisan T, Shinada K, Kawaguchi Y, Laungwechakan P, Somkote T, Detsomboonrat P (2004) realizaram um estudo para investigar a relação entre factores socioeconómicos, comportamentos e a gravidade da CEC em crianças tailandesas de 6-19 meses de idade. A severidade da CEC foi estimada usando a proporção de dentes com CEC em relação aos dentes erupcionados. Este índice foi denominado 'Intensidade da CEC' (I-ECC). A prevalência de CEC foi de 82,8%. As crianças de famílias de baixa renda, aquelas com baixa escolaridade e mães/cuidadores com dentes cariados tiveram pontuações mais altas no I-ECC. As crianças que eram amamentadas ou que tinham contagens elevadas de estreptococos mutans também tinham pontuações I-ECC mais elevadas e revelaram que apenas o nível de estreptococos mutans das crianças era um preditor significativo de CCE.

Panetta F, DallOca S, Nofroni I, Quaranta A, Polimeni A, Ottolenghi L (2004) determinaram que a prevalência de CEC no 19º distrito de Roma foi de 8,2% e avaliaram que as características ortodônticas mais frequentes no grupo de CEC foram: braquifacial (26,7%), perfil convexo (70%), plano terminal de 3ª classe (30%).

Dimitrova MM, Kukleva MP (2005) recomendaram a utilização de compómeros no tratamento do CEC.

Ribeiro AG, de Oliveira AF, Rosenblatt A (2005) verificaram que a prevalência de CCE em crianças de baixo nível socioeconómico aos 48 meses de idade em João Pessoa, Paraíba, Brasil, foi de 10,7% e 33,0% para CCE e CCEE e mostraram que existe uma associação entre defeitos do esmalte e CCE.

Vachirarojpisan T, Shinada K, Kawaguchi Y (2005) avaliaram que o modelo participativo de educação para a saúde dentária numa zona rural da Tailândia demonstrou ser um método prático e eficaz para aumentar a prática da higiene oral, mas não foi suficiente para prevenir o desenvolvimento de CEC.

Plotzitza B, Kneist S, Berger J, Hetzer G (2005) avaliaram a influência de aplicações trimestrais do verniz contendo clorexidina Cervitec na colonização da cavidade oral de uma criança por estreptococos mutans e na prevalência de cáries e concluíram que os maus hábitos alimentares e os défices de higiene oral não podem ser compensados pela aplicação de Cervitec.

Azevedo, Bezerra AC, de Toledo OA (2005) analisaram que o aleitamento materno noturno em crianças maiores de 12 meses, o uso da mamadeira à noite em substituição à chupeta e o uso da mamadeira sob livre demanda durante o dia são práticas alimentares correlacionadas com a etiologia do CCE em pré-escolares brasileiros.

Schroth RJ, Moffatt ME (2005) determinaram que a prevalência de CEC era de 44% das crianças de 3 anos de idade na comunidade de Carman, Manitoba, Canadá. Os factores associados à CCE incluíam detritos nos dentes primários e baixa escolaridade materna.

Corby PM, Lyons-Weiler J, Bretz WA, Hart TC, Aas JA, Boumenna T et al (2005) efectuaram um estudo para identificar os indicadores de risco microbiano da CCE. As principais espécies bacterianas que se verificou serem demasiado abundantes no grupo com atividade cariogénica foram a estirpe Actinomyces, Streptococcus mutans e espécies de Lactobacillus, que exibiram uma relação inversa com as espécies bacterianas benéficas, tais como Streptococcus parasanguinis, Abiotrophia defective, Streptococcus mitis, Streptococcus oralis e Streptococcus sanguinis.

Willems S, Vanobbergen J, Martens L, De Maeseneer J (2005) examinaram a relação entre a CCE e as medidas do estatuto socioeconómico como determinantes ambientais das desigualdades em matéria de saúde oral. A CCE foi diagnosticada em 18,5% das crianças. A etnia e a vizinhança foram as variáveis sociais que previram a CCE. Viver num bairro desfavorecido e a mãe ser descendente de europeus de leste foram as variáveis sociais com maior associação com o CCE.

Tang C, Quinonez RB, Hallett K, Lee JY, Whitt JK (2005) exploraram uma associação entre o stress parental e as CCE em crianças australianas de 4 a 5 anos de idade que frequentam estabelecimentos de ensino pré-escolar na região de saúde de North Brisbane, Austrália.

Davies GM, Duxbury JT, Boothman NJ, Davies RM, Blinkhorn AS (2005) concluíram que os pais que receberam uma intervenção em várias fases tinham mais probabilidades de referir a adoção de três comportamentos positivos em matéria de saúde oral: utilização de um copo de treino de um ano de idade, consumindo bebidas seguras e escovando os dentes duas vezes por dia com uma pasta de dentes com flúor, e a prevalência de CEC e de experiência geral de cárie entre as crianças que participaram foi menor do que entre as crianças do Grupo de Cuidados Primários de controlo.

Van Palenstein WH, Soe W, Van't Hof MA (2006) avaliaram que o consumo de açúcares e de arroz pré-mastigado, a amamentação nocturna após os 12 meses de idade representam um risco de desenvolvimento de CEC em bebés de 25 a 30 meses de idade numa população do Sudeste Asiático.

Psoter WJ, Pendrys DG, Morse DE, Zhang H, Mayne ST (2006) apoiaram a associação da etnia/raça e do estatuto social com o CCE em crianças pré-escolares do Arizona com idades compreendidas entre os 5 e os 59 meses.

Tsai AI, Chen CY, Li LA, Hsiang CL, Hsu KH (2006) investigaram que a prevalência de CEC era de 56% em Taiwan e identificaram que os factores associados são a falta de escovagem adequada dos dentes, o elevado consumo de doces e as áreas de baixa urbanização.

Oliveira AF, Chaves AM, Rosenblatt A (2006) avaliaram a influência dos defeitos de esmalte no desenvolvimento da cárie dentária e a sua associação com práticas alimentares e comportamentos de saúde oral em crianças de baixo nível socioeconómico desde o nascimento até aos 36 meses de idade no nordeste do Brasil e revelaram que os defeitos de esmalte, a amamentação nocturna e os maus hábitos de higiene oral foram preditores de cárie dentária aos 18 e 24 meses. Considerando os fatores de risco avaliados aos 30 meses de idade, a presença de defeitos de esmalte foi o único preditor de desenvolvimento de cárie aos 36 meses. Os defeitos de esmalte estão fortemente associados à CEC.

Clarke M, Locker D, Berall G, Pencharz P, Kenny DJ, Judd P (2006) sugeriram que a CCEE pode ser um marcador de risco para a anemia por deficiência de ferro. Concluíram que, uma vez que a deficiência de ferro tem efeitos permanentes no crescimento e desenvolvimento, os dentistas pediátricos devem recomendar a avaliação dos níveis de ferro em pacientes com SECC, independentemente da sua aparência antropométrica.

Prakash P, Lawrence HP, Harvey BJ, McIsaac WJ, Limeback H, Leake JL (2006) realizaram um estudo para avaliar os conhecimentos sobre CCE e para examinar as actuais práticas preventivas relacionadas com a saúde oral e a formação entre pediatras e médicos de família canadianos que prestam cuidados primários a crianças com menos de três anos. Concluíram que, apesar de a maioria dos pediatras e médicos de família terem referido a inclusão de aspectos de saúde oral nas consultas de saúde infantil, a falta de conhecimentos e de formação em medicina dentária parece constituir um obstáculo, impedindo estes médicos de desempenharem um papel mais ativo na promoção da saúde oral das crianças nos seus consultórios.

Martens L, Vanobbergen J, Willems S, Aps J, De Maeseneer J (2006) determinaram que a prevalência de CCE e CCEE em crianças do centro da cidade de Ghent, na Bélgica, era de 18,5% e 12,2%, respetivamente. As crianças cujas mães tinham uma nacionalidade da Europa de Leste à nascença e que vivem num bairro desfavorecido, usam diariamente um biberão com bebidas açucaradas que não sejam leite ou água, escovam os dentes menos de uma vez por dia e têm placa bacteriana correm um risco mais elevado de CEC e CCE-S.

Kowash MB, Toumba KJ, Curzon ME (2006) avaliaram que um programa de educação para a saúde dentária de visitas domiciliárias a mães de bebés pequenos para prevenir a CEC e com início aos 8 meses de idade, proporcionou melhores rácios de custo-benefício e custo-eficácia do que outros programas preventivos.

Ersin NK, Eronat N, Cogulu D, Uzel A, Aksit S (2006) indicaram que as pontuações DMFS da mãe, a educação e os hábitos alimentares eram fortes indicadores de risco para a colonização de microrganismos relacionados com a cárie e o CEC em crianças turcas de 15 a 35 meses de idade.

Zhao Y, Ge LH, Yu C, Liu Z, Wang YF (2006) avaliaram a existência de algumas diferenças de temperamento entre crianças de 3 anos com e sem CEC em zonas urbanas de Pequim.

Hallett KB, O'Rourke PK (2006) investigaram que os hábitos de alimentação por biberão (permitir que a criança beba do biberão durante o dia ou adormecê-la à noite) e a etnia que não a caucasiana eram determinantes significativos tanto para o padrão de cárie anterior como para a gravidade da CEC em crianças australianas de 4-5 anos de idade.

Faye M, Ba AA, Yam AA, Ba I (2006) concluíram que o CCE está relacionado com uma dieta rica em hidratos de carbono.

de Carvalho FG, Silva DS, Hebling J, Spolidorio LC, Spolidorio DM (2006) afirmaram que existe uma associação entre a presença de C. albicans e o CEC.

Brando IM, Arcieri RM, Sundefeld ML, Moimaz SA (2006) determinaram que a prevalência de CCE foi de 28,2% em Araraquara, São Paulo, Brasil e que houve uma associação significativa entre o nível educacional paterno e o CCEE.

Wanjau J, du Plessis JB (2006) efectuaram um estudo para determinar a prevalência de CEC entre crianças dos 3 aos 5 anos de idade do distrito de Philadelphia em Mpumalanga. Os valores dmft foram de 0,93, 2,69 e 2,18 para as crianças de 3, 4 e 5 anos, respetivamente.

Zhan L, Featherstone JD, Gansky SA, Hoover CI, Fujino T, Berkowitz RJ et al (2006) afirmaram que, apesar de o tratamento único com iodopovidona ter reduzido os níveis de estreptococos mutans e de lactobacilos até 3 meses, esta terapia não conseguiu reduzir adicionalmente a formação de cáries futuras ao longo de um ano, indicando a necessidade de tratamentos antibacterianos repetidos para controlar níveis elevados de bactérias cariogénicas em crianças com CEC.

Cruxen B, Volschan G (2006) avaliaram que os factores sociais, bem como as condições comportamentais e educativas das CCE estão relacionados.

Spitz AS, Weber-Gasparoni K, Kanellis MJ, Qian F (2006) afirmaram que o temperamento da criança relatado pela mãe pode estar relacionado com importantes factores de risco de CCE.

Baginska J, Stokowska W (2006) avaliaram a existência de uma correlação entre a intensidade da cárie e a alimentação com biberão durante o sono e a frequência da ingestão de alimentos cariogénicos.

Peretz B, Gluck G (2006) avaliaram que as medidas preventivas podem parar com sucesso a CEC e, assim, evitar procedimentos invasivos, bem como a necessidade de anestesia.

Mohebbi SZ, Virtanen JI, Vahid-Golpayegani M, Vehkalahti MM (2006) determinaram que a presença de CEC estava relacionada com a presença de placa dentária entre crianças de 1-3 anos de idade em Teerão, Irão.

Weintraub JA, Ramos-Gomez F, Jue B, Shain S, Hoover CI, Featherstone JDB, et al (2006) descobriram que o verniz de flúor adicionado ao aconselhamento dos prestadores de cuidados é eficaz na redução da incidência de CEC.

Foster T, Perinpanayagam H, Pfaffenbach A, Certo M (2006) determinaram que, apesar do tratamento agressivo do CEC, mais de metade dos pacientes apresentam novas lesões de cárie no prazo de 2 anos. Os pacientes que não comparecem à sua consulta de acompanhamento imediata podem ter maior probabilidade de sofrer uma recaída.

Thitasomakul S, Thearmontree A, Piwat S, Chankanka O, Pithpornchaiyakul W, Teanpaisan R et al (2006) efectuaram um estudo para examinar a taxa e o padrão de desenvolvimento de CCE e para investigar as alterações transitórias das lesões cariosas durante um período de acompanhamento de 3-9 meses em bebés tailandeses e concluíram que foi encontrada uma taxa extremamente elevada de crianças afectadas por cáries, mesmo antes dos 18 meses de idade. A superfície vestibular dos incisivos superiores foi a mais afetada. Os dentes adquiriram a cárie aos 3-6 meses após a erupção inicial e as lesões de cárie desenvolveram-se continuamente ao longo do tempo.

Campus G, Solinas G, Sanna A, Maida C, Castiglia P (2007) sugeriram que o CCE parecia estar associado à alimentação com biberão à noite e a um baixo nível socioeconómico em crianças pré-escolares da Sardenha.

Iida H, Auinger P, Billings RJ, Weitzman M (2007) descobriram que a amamentação ou a sua duração são factores de risco independentes para CCE, CCEE, ou superfícies cariadas e preenchidas em dentes primários. Em contrapartida, identificam a pobreza, o estatuto étnico mexicano-americano e o tabagismo materno como factores de risco independentes para a CEC.

Sowole CA, Sote EO (2007) avaliaram que a prevalência de CCE entre crianças nigerianas em Logos com idades compreendidas entre os 6 meses e os 5 anos era de 10,5%, entre as quais 4,8% tinham CCEE e mostraram que havia uma tendência para um nível de cárie mais elevado em crianças de estatuto socioeconómico mais elevado.

Livny A, Sgan-Cohen HD (2007) demonstraram que a prevalência de CEC era de 15,3% em Israel.

Danila I, Evghenikos A (2007) avaliaram que a melhoria do estatuto socioeconómico, as alterações no estilo de vida, a utilização eficaz dos serviços de saúde oral, a higiene oral e a utilização de flúor conduziriam a alterações óbvias na prevalência de cáries e na gravidade da doença em crianças em idade pré-escolar de creches e jardins-de-infância em Iasi, uma cidade urbana da Roménia.

Al Amoundi, Al Shukairy H, Hanno A (2007) mostraram que as crianças com CCEE e as suas mães tinham níveis mais elevados de IgA secretora do que as crianças sem cáries e as suas mães. Foi encontrada uma correlação positiva elevada entre a IgA secretora das mães e das crianças em ambos os grupos.

Zhou Q, Bai J, Qin M (2007) investigaram que o estreptococo Mutans e os Lactobacilos eram agentes patogénicos importantes para a CEC e que o valor inferior do pH inicial e a capacidade tampão da saliva podem ser um fator importante da CEC.

Finlayson TL, Siefert K, Ismail AI, Sohn W (2007) examinaram várias crenças de saúde materna específicas, comportamentos e factores psicossociais relacionados com o estado de CEC das crianças pequenas numa população afro-americana de baixos rendimentos, em Detroit. Os resultados mostraram que um terço das crianças tinha CCE e 20% tinha CCE grave. A idade da criança e as pontuações mais baixas de stress parental foram positivamente associadas à CCE, enquanto a educação superior e o rendimento foram protectores. O fatalismo materno em matéria de saúde oral e o conhecimento das necessidades de higiene das crianças foram associados à CEC entre as crianças em idade pré-escolar. O CCE foi mais elevado entre as crianças mais novas que já tinham recebido cuidados restauradores.

Schroth RJ, Brothwell DJ, Moffatt ME (2007) relataram que os cuidadores de crianças com CEC de 4 comunidades em Manitoba eram mais propensos a acreditar que a cárie não pode afetar a saúde da criança.

Ammari JB, Baqain ZH, Ashley PF (2007) determinaram que o programa de intervenção baseado em flúor parece ser eficaz na prevenção do CEC.

Harrison R, Benton T, Everson-Stewart S, Weinstein P (2007) mostraram que uma intervenção do tipo entrevista motivacional é promissora na promoção de comportamentos preventivos em mães de crianças pequenas com elevado risco de cáries em crianças sul-asiáticas dos 6 aos 18 meses de idade.

Feldans CA, Vitolo MR, Drachler ML (2007) avaliaram que a eficácia das visitas domiciliárias para aconselhar as mães sobre o aleitamento materno e o desmame no ECC aos 12 meses de idade na cidade brasileira de São Leopoldo parece ajudar a reduzir a cárie dentária em bebés.

Bai J, Zhou Q, Bao ZY, Li XX, Qin M (2007) mostraram que, tanto na saliva inteira não estimulada como na estimulada, as concentrações de IgA, desidrogenase láctica e lisozima nas crianças com CCEE eram mais elevadas do que nas crianças sem cáries, mas não havia diferenças significativas na concentração de fosfatase alcalina entre as crianças com CCE grave e as crianças sem cáries.

Tiberia MJ, Milnes AR, Feigal RJ, Morley KR, Richardson DS, Croft WG et al (2007) determinaram que os factores que mais risco de cárie representam para as crianças pequenas no Canadá são o facto de serem deixadas com um biberão enquanto dormem, o facto de os pais terem problemas em escovar os dentes da criança, o facto de manterem líquidos na boca durante períodos prolongados e a etnia.

Schroth RJ, Cheba V (2007) determinaram que a prevalência de CEC entre crianças pequenas era de 71% e sugeriram que os principais factores de risco para a CEC são o sexo da criança, o baixo rendimento mensal, o facto de a criança residir com ambos os pais e um historial de consultas dentárias falhadas.

Li Y, Ge Y, Saxena D, Caufield PW (2007) sugeriram que a diversidade microbiana e a complexidade da biota microbiana na placa dentária são significativamente menores em crianças com

S- ECC.

Plutzer K, Spencer AJ (2008) avaliaram que um programa de promoção da saúde oral baseado em repetidas rondas de orientação antecipatória iniciadas durante a gravidez da mãe foi bem sucedido na redução da incidência de S-ECC nestas crianças muito pequenas.

Caplan LS, Erwin K, Lense E, Hicks J (2008) afirmaram que as crianças alimentadas exclusivamente com biberão durante pelo menos 1,5 anos tinham mais superfícies dentárias cariadas ou obturadas do que as crianças amamentadas durante parte desse tempo, mas bem menos de um ano. A ausência de biberão à noite ou de sumo em horários irregulares, a escovagem dos dentes da criança pela mãe e cuidados dentários adequados na mãe parecem reduzir as CCE.

Ismail AI, Lim S, Sohn W, Willem JM (2008) determinaram que a prevalência de CEC era de 7% e a de CEC-S era de 27% em crianças afro-americanas com baixos rendimentos e que a ingestão de bebidas com gás pelas crianças e pelos cuidadores, as crenças fatalistas sobre a saúde oral e a religiosidade eram determinantes significativos de CEC e CEC-S.

Mohebbi SZ, Virtanen JI, Vahid-Golpayegani M, Vehkalahti MM (2008) investigaram a ocorrência de CCE em 3-26% das crianças com idades entre 1-3 anos em Teerão. O peso da alimentação com biberões de leite à noite foi um determinante claro do CCE, ao passo que a amamentação em si, a sua duração, o peso da amamentação à noite e a ingestão de açúcar durante o dia não o foram.

Mutarai T, Ritthagol W, Hunsrisakhun J (2008) afirmaram que o estatuto da fenda não era significativo para o ECC e que o hábito alimentar noturno era o fator mais importante para um ECC mais elevado em crianças com fendas com idades entre os 18 e os 36 meses no sul da Tailândia.

Valencia-Rojas N, Lawrence HP, Goodman D (2008) investigaram que não existe diferença na prevalência de CCE numa população de crianças com antecedentes de maus-tratos em Toronto, Ontário, Canadá.

Bagherian A, Nematollahi H, Afshari JT, Moheghi N (2008) sugeriram que o HLA-DRB1*04 está associado à suscetibilidade ao CEC. Assim, pode recomendar-se a deteção do HLA-DRB1*04 como marcador molecular para o diagnóstico precoce do CEC.

Holve S (2008) afirmou que o verniz com flúor aplicado nas consultas de puericultura pode reduzir as CCE em crianças indígenas americanas.

Hegde AM, Neekhra V, Shetty S (2008) determinaram que existem níveis baixos de óxido nítrico na saliva de crianças com Cárie Rampante e CEC.

Easton JA, Landgraf JM, Casamassimo PS, Wilson S, Ganzberg S (2008) avaliaram que o Infant and Toddler Child Quality of Life Questionnaire provou ser um instrumento útil para caraterizar a QV nesta amostra afetada por cáries dentárias. Mostraram que as crianças com cáries dentárias crónicas e agudas tinham uma pior qualidade de vida do que as crianças sem cáries nas áreas do comportamento, humor, dor e impacto parental.

Minah G, Lin C, Coors S, Rambob I, Tinanoff N, Grossman LK (2008) afirmaram que a administração de medidas de prevenção demonstrou reduzir a experiência de cárie dentária em bebés e crianças de baixo estatuto socioeconómico, e que os níveis de MS oral eram um indicador fiável do futuro estado de cárie.

Dimitrova M, Kukleva M (2008) mostraram que a gravidez patológica, dormir com uma garrafa de mistura ou líquido doce, o uso de doces e caramelos em palitos e sumos de fruta agridoce eram factores significativos que levavam à CEC. Durante a ação simultânea de todos estes factores de risco, o domínio pertenceu ao uso de sumos de fruta agridoce.

Lawrence HP, Binguis D, Douglas J, McKeown L, Switzer B, Figueiredo R et al (2008) apoiaram a utilização de verniz de flúor pelo menos duas vezes por ano, em conjunto com o aconselhamento dos prestadores de cuidados, para prevenir a CEC, reduzir o aumento das cáries e as desigualdades em termos de saúde oral entre crianças aborígenes e não aborígenes.

Qin M, Li J, Zhang S, Ma W (2008) sugeriram que existe uma forte relação entre a elevada capacidade acidogénica das bactérias e o CCEE em crianças com menos de 4 anos de idade em Pequim, China. Um nível de educação materna mais baixo, conhecimentos deficientes sobre higiene oral, alimentação nocturna e ingestão excessiva de açúcar foram factores importantes que contribuíram para o desenvolvimento de CCEE.

Postma TC, Ayo-Yusuf OA, van Wyk PJ (2008) mostraram que 32% apresentavam as formas graves de CEC na África do Sul. O aumento da despesa de açúcar per capita e a diminuição dos níveis de fluoreto na água foram significativamente associados a um risco acrescido de qualquer CEC, mas não foram significativamente associados às formas graves de CEC. Em comparação com os negros, o facto de ser mestiço e branco foi associado, respetivamente, a um aumento e a uma diminuição do risco de CEC. O desemprego aumentou o risco para as formas graves de CEC.

Williamson R, Oueis H, Casamassimo PS, Thikkurissy S (2008) registaram mais problemas de comportamento em crianças com CEC do que em crianças sem cáries.

Bagherian A, Jafarzadeh A, Rezaeian M, Ahmadi S, Rezaity MT (2008) afirmaram que existe uma concentração elevada de imunoglobulina salivar em crianças com CEC.

Southward LH, Robertson A, Edelstein BL, Hanna H, Wells-Parker E, Baggett DH et al (2008) concluíram que o abscesso parental e o relato dos pais sobre a saúde oral da criança são indicadores de risco para resultados de saúde oral deficientes que podem ser utilizados por pessoal não dentário para identificar crianças pequenas que necessitam de intervenção preventiva precoce e encaminhamento dentário.

Tyagi R (2008) determinou que a prevalência de cáries de enfermagem era de 19,2% na população pré-escolar de Davangere e que as cáries de enfermagem eram mais frequentes em crianças que levavam um biberão para a cama à noite e eram cada vez mais observadas em famílias numerosas e em grupos socioeconómicos mais baixos.

Werneck RI, Lawrence HP, Kulkarni GV, Locker D (2008) revelaram que o baixo rendimento familiar, a ausência de dentista na família, a ausência de seguro dentário, o aleitamento materno, o aumento da frequência de lanches diários e o baixo conhecimento dos pais sobre hábitos alimentares nocivos para a criança estavam associados ao CCE entre os filhos de imigrantes de língua portuguesa na cidade de Toronto. Os pais nascidos em países não europeus e os pais que imigraram na casa dos 20 anos ou numa idade mais avançada tinham 2 a 4 vezes mais probabilidades de ter um filho com

CCE do que os pais europeus e os que imigraram numa idade mais jovem.

Alaki SM, Burt BA, Garetz SL (2008) descobriram que a ocorrência de infecções do ouvido médio ou do trato respiratório durante o primeiro ano de vida está associada a um risco significativamente maior de desenvolver CEC nos anos subsequentes.

Saxena D, Caufield PW, Li Y, Brown S, Song J, Norman R (2008) demonstraram que os biomarcadores de ADN obtidos a partir da hibridação subtractiva supressiva do ADN podem ser utilizados para classificar estirpes de S. mutans nos grupos S-ECCe CF.

Michiko N, Takashi O, Naoyuki K, Seishi M, Tsutomu Shimono (2008) avaliaram que um teste de atividade de cárie podia prever o risco de cárie das crianças de 3 anos de idade com base nos resultados dos testes aos 18 meses e aos 2 anos de idade. O desmame precoce, a menor ingestão de sacarose e a escovagem dos dentes pelos pais foram eficazes na redução do risco de cárie de uma criança.

Alaki SM, Burt BA, Garetz SL (2009) mostraram que as crianças que usaram antibióticos sistémicos durante o primeiro ano de idade tinham um risco significativamente maior de CEC durante o acompanhamento, em comparação com as crianças que não usaram antibióticos.

Zehetbauer S, Wojahn T, Hiller KA, Schmalz G, Ruhl S (2009) compararam os perfis das principais proteínas salivares entre crianças com CEC e controlos sem cáries e mostraram que existia uma expressão uniforme dos principais componentes proteicos na saliva das crianças, independentemente da manifestação clínica da CEC.

Mitchell SC, **Ruby JD, Moser S, Momeni S, Smith A, Osgood R et al (2009)** avaliaram que os genótipos de estreptococos mutans que não correspondiam às estirpes maternas foram identificados na maioria das crianças (74%) na população S-ECC.

Choi EJ, Lee SH, Kim YJ (2009) detectaram que as crianças com CEC tinham um nível mais elevado de S. mutans e S. sobrinus nas suas amostras de placa dentária. As crianças com um rácio mais elevado de S. sobrinus para S. mutans na sua placa dentária apresentaram uma maior incidência de CEC.

Sheller B, Churchill SS, Williams BJ, Davidson B (2009) realizaram um estudo para descrever o índice de massa corporal de crianças com CCEE que recebem reabilitação dentária sob anestesia geral. Os resultados mostraram que a população de crianças com CCEE não tem uma distribuição de peso típica e que um número significativo de crianças tem peso a menos.

Uribe S (2009) realizou um estudo no estado de Queensland, Austrália, e mostrou que as crianças de diferentes origens socioeconómicas que têm CEC partilham os indicadores de risco comuns de placa visível, consumo de snacks açucarados e presença de S.mutans. Os indicadores de risco adicionais em crianças de creches foram a hipoplasia do esmalte, a dificuldade em limpar os dentes da criança, as bebidas açucaradas e a ansiedade materna, enquanto a etnia e o acesso da mãe a pensões ou cartões de saúde foram específicos dos casos de hospitais públicos.

Hegde AM, Rai K, Padmanabhan V (2009) demonstraram que a capacidade antioxidante total da saliva aumenta com a CCE e a cárie galopante.

Nunn ME, Braunstein NS, Krall EA, Dietrich T, Garcia RI, Henshaw MM (2009) examinaram a relação entre a qualidade da dieta, medida pelo Índice de Alimentação Saudável, e a prevalência de CEC em crianças de 2 a 5 anos de idade. Mostraram que as crianças com as melhores práticas alimentares tinham 44% menos probabilidades de apresentar CCE grave.

Nunn ME, Dietrich T, Singh HK, Henshaw MM, Kressin NR (2009) afirmaram que a menor prevalência de CCE entre os filhos de pais imigrantes da zona urbana de Boston, em comparação com os filhos de pais imigrantes dos EUA, pode refletir a alteração da composição de imigrantes nos Estados Unidos desde o NHANES III ou uma composição de imigrantes diferente na área de Boston em comparação com os Estados Unidos. A raça, a idade, a visita anterior ao dentista, a educação dos pais e o rendimento do agregado familiar foram significativamente

associados à prevalência de CCE. O local de nascimento dos pais foi um modificador de efeito significativo, com menor ECC entre os filhos de imigrantes de Boston do que entre os filhos de imigrantes dos EUA.

Losso EM, Tavares MC, da Silva JY, Urban CA (2009) sugeriram que os profissionais responsáveis pela prestação de cuidados a bebés e crianças devem estar atentos aos casos de risco de cárie e interferir de forma a melhorar a saúde dos seus pacientes.

Mohebbi SZ Virtanen JI, Vahid-Golpayegani M, Vehkalahti MM (2009) concluíram que a educação em saúde oral dada às mães pelo pessoal de saúde geral é uma ferramenta valiosa para prevenir cáries em bebés e crianças pequenas.

Seow WK, Clifford H, Battistutta D, Morawska A, Holcombe T (2009) realizaram um estudo para investigar os indicadores de risco de CEC numa região não fluoretada da Austrália. Mostraram que um indicador de risco comum encontrado em crianças com CEC provenientes de estruturas de acolhimento de crianças e hospitais públicos era a placa visível. Os indicadores de risco específicos dos casos de creches foram a hipoplasia do esmalte, a dificuldade em limpar os dentes da criança, a presença de S. mutans, as bebidas açucaradas e a ansiedade materna. Os indicadores de risco específicos dos casos de hospitais públicos foram a presença de S. mutans na criança ou na mãe, a etnia e o acesso da mãe à pensão ou ao cartão de saúde. Por outro lado, verificou-se que uma história de infecções crónicas do ouvido era protetora da CEC em crianças acolhidas em creches.

Jigjid B, Ueno M, Shinada K, Kawaguchi Y (2009) determinaram que a prevalência de cáries dentárias entre crianças de 1-5 anos de idade na cidade de Ulaanbaatar, na Mongólia, era elevada (72%) e estava associada a factores socioeconómicos, demográficos e comportamentais.

Fonteles CS, Guerra MH, Ribeiro TR, Mendonça DN, de Carvalho CB, Monteiro AJ et al (2009) avaliaram que a presença de prolina livre e a ausência de glicina livre em crianças com CEC, altamente contaminadas por estreptococos mutans, aumentaram as chances de apresentar cárie dentária.

Thitasomakul, Piwat, Thearmontree, Chankanka O, Pithpornchaiyakul, Madyusoh S (2009) sugeriram que os cuidados pré-natais e as práticas de educação dos filhos durante e após o parto são factores de risco importantes para a incidência e a taxa incremental de CEC.

Jyoti S, Shashikiran ND, Reddy VV (2009) avaliaram que o sistema lactoperoxidase contendo pasta dentífrica reduzirá a microflora cariogénica em crianças com CEC.

Kagihara LE, Niederhauser VP, Stark M (2009) sugeriram que os prestadores de cuidados de saúde primários estão numa posição privilegiada para desempenhar um papel significativo na identificação de bebés e crianças pequenas em risco de cárie dentária durante as consultas de saúde infantil, na prestação de orientação antecipada aos pais e prestadores de cuidados primários de crianças em risco e no fornecimento de encaminhamentos adequados para o estabelecimento atempado de uma casa dentária.

Milgrom P, Huebner CE, Ly KA (2009) relataram uma avaliação dos resultados do Pacific Islands ECC Prevention Project. A avaliação inclui crianças em três condições: a) verniz fluoretado tópico três vezes por ano letivo b) verniz mais escovagem de dentes duas vezes por dia e c) intervenção 2 mais snacks de gomas com xilitol três vezes por dia na escola e visitas a casa para encorajar o envolvimento dos pais. Concluíram que a avaliação confirma o resultado de um programa que inclui tanto a escovagem de dentes na escola duas vezes por dia com pasta dentífrica fluoretada como aplicações frequentes de verniz fluoretado.

Svec P, Sedlacek I, Zackova L, Novakova D, Kukletova M (2009) isolaram um grupo de 69 lactobacilos de lesões de cárie e canais radiculares de crianças afectadas por CEC tratadas no Departamento de Pedodontia (Children's Teaching Hospital, Brno, República Checa).

Irigoyen Camacho ME, Sanchez Perez L, Garcia Perez A, Zepeda Zepeda MA (2009) compararam os índices de cárie dentária e a presença de estreptococos mutans em crianças de 3 a 5 anos e suas mães em dois levantamentos, em 1996 e em 2007. A prevalência de CCEE foi de 42,2% e 34,95% no primeiro e segundo levantamentos, respetivamente. As crianças com CCEE apresentaram contagens mais elevadas de estreptococos Mutans. Um índice de cárie elevado nas mães foi associado a uma maior experiência de cárie nos seus filhos. Concluíram que as comparações dos inquéritos indicavam um declínio nos índices de cárie dentária ao longo de um período de 11 anos. Uma experiência elevada de cárie na mãe teve um impacto negativo na condição oral da criança.

Kressin NR, Nunn ME, Singh H, Orner MB, Pbert L, Hayes C et al (2009) avaliaram que a intervenção multifacetada estava associada a um maior conhecimento e aconselhamento por parte dos prestadores de cuidados de saúde e atenuou significativamente a incidência de CEC.

RJ Schroth, PR Dahl, M Haque, E Kliewer (2010) avaliaram a prevalência de cáries na primeira infância entre crianças pré-escolares huteritas no Canadá. O estudo incluiu 66 crianças com uma idade média de 40,1 ± 20,1 meses. A prevalência de CCE foi de 53%, enquanto a pontuação média de dentes cariados, extraídos e obturados (deft) foi de 2,8 ± 4,0 (intervalo de 0-20). Um total de 42,4% tinha CEC grave (S-ECC). Apenas 15 crianças já tinham ido ao dentista, sendo que a maioria destas visitas se deveu a cáries ou dor dentária. Destas, a idade média da primeira visita foi de 2,7 ± 0,6 anos. Este é o primeiro estudo a relatar a prevalência de cárie dentária primária em crianças Hutterite.

Kawashita Y, Kitamura M, Saito T (2011) referiram que o leite de vaca tem uma cariogenicidade negligenciável. De facto, o leite de vaca é essencialmente não cariogénico devido ao seu conteúdo mineral e ao baixo nível de lactose.

Subramaniyam P, Prashantha P. (2013) relataram a prevalência de cáries na primeira infância em crianças pré-escolares com 8-48 meses de idade. Verificaram que de 1500 crianças examinadas, a prevalência de cárie foi encontrada em 413 (27,5%) crianças. O aumento da prevalência de cárie foi linear com a idade e foi estatisticamente significativo.

Fan C, Wang W, Xu T, Zheng S. (2016) analisaram os factores de risco para a cárie na primeira infância entre 787 crianças com 3 e 4 anos de idade. A análise dos dados mostrou que o nível de estreptococos mutans na placa dentária e o histórico de visitas ao dentista estavam significativamente correlacionados com a prevalência de cárie e o escore médio do dmfs.

Recomendado para leitura:

1. Winter GB, Hamilton MC, James PM. Role of the comforter as an etiological fator in rampant caries of the deciduous dentition. Arch Dis Child.1966; 41:207-12.
2. Curzon M. E. J., Curzon, L.D.S. Prevalência de cáries dentárias nos esquimós da Ilha de Baffin. Pediatric Dentistry 1979; 1:169-173.
3. Winter GB, Rule DC, Mailer GP, James PM, Gordon PH. A prevalência de cárie dentária em crianças pré-escolares com idades compreendidas entre 1 e 4 anos. 1. Factores etiológicos. Br Dent J. 1971; 130:271-7.
4. Kotlow LA. Aleitamento materno: uma causa de cárie dentária em crianças. ASDC J Dent

Child. 1977; 44:192-3.

5. ALDY D.; SIREGAR Z.; SIREGAR H.; LIWIJAYA S.G.; TANYATI S. Um estudo comparativo da formação de cáries em crianças alimentadas ao peito e a biberão. Paediatrica Indonesiana 1979; 19:308-312

6. Dilley GJ, Dilley DH, Machen JB. Hábito de enfermagem prolongado: um perfil de pacientes e suas famílias. ASDC J Dent Child.1980; 47:102-8.

7. Van Houte J, Gibbs G, Butera C. Flora oral de crianças com "cáries do biberão". J Dent Res. 1982; 61:382-5.

8. JohnsenD. AdolescentNutrition . Volume26 , Issue10

1982; 26: 922.

9. Johnsen DC, Gerstenmaier JH, DiSantis TA, Berkowitz RJ. Suscetibilidade de crianças com cáries de enfermagem a futuras cáries de molares aproximados. Pediatr Dent. 1986; 8:168-70.

10. Johnsen DC, Gerstenmaier JH, DiSantis TA, Berkowitz RJ. The prevalence of baby bottle tooth cay among two native American populations. J Public Health Dent. 1987; 47:94-7.

11. Johnsen DC, Gerstenmaier JH, DiSantis TA, Berkowitz RJ. Suscetibilidade de crianças com cáries de enfermagem a futuras cáries de molares aproximados. Pediatr Dent. 1986;8:168-70.

12. Acs G, Lodolini G, Kaminsky S, Cisneros GJ. Efeito da cárie de enfermagem no peso corporal numa população pediátrica. Pediatr Dent. 1992; 14:302-5.

13. *Eronat* N, *Eden E* A Comparative Study of Some Influencing Factors of Rampant or Nursing Caries in Preschool Children (Um estudo comparativo de alguns factores que influenciam a cárie galopante ou de enfermagem em crianças em idade pré-escolar). J Clin Pediatr Dent 1992; 16: 275-79.

14. Roberts GJ, Cleaton-Jones PE, Fatti LP, Richardson BD et al. Padrões de alimentação a peito e a biberão e sua associação com a cárie dentária em crianças sul-africanas de 1 a 4 anos de idade. 2. Um estudo de controlo de casos de crianças com cáries de amamentação. Saúde Dentária Comunitária. 1994; 11:38-41.

15. O'Sullivan DM, Tinanoff N. The association of early dental caries patterns with caries incidence in preschool children. J Public Health Dent. 1996; 56:81-3

16. Weintraub JA.O desenvolvimento de competências para especialistas em saúde pública dentária. J Public Health Dent. 1998;58:114-8.

17. Erickson PR, Mazhari E. Investigation of the role of human breast milk in caries development (Investigação do papel do leite materno humano no desenvolvimento de cáries). Pediatr Dent. 1999; 21:86-90.

18. Casamassimo PS. Relações entre saúde oral e sistémica. Pediatr Clin North Am. 2000; 47:1149-57.

19. Primosch RE, Balsewich CM, Thomas CW. Avaliação dos resultados de uma estratégia de intervenção para melhorar a adesão dos pais às avaliações de acompanhamento após o tratamento de cáries na primeira infância utilizando anestesia geral numa população do Medicaid. ASDC J Dent Child. 2001;68 :102-8, 80.

20. Pierce KM, Rozier RG, Vann WF Jr. Accuracy of pediatric primary care providers' screening and referral for early childhood caries. Pediatrics. 2002; 109:E82-2.

21. Peretz B, Sarit F, Eidelman E, Steinberg D. Mutans streptococcus counts following treatment for early childhood caries. J Dent Child (Chic). 2003; 70:111-4.

22. Ferro R, Besostri A, Meneghetti B, Beghetto M. Comparação de dados sobre a Cárie Precoce da Infância (CPE) com dados anteriores sobre a Cárie Dentária do Biberão (BBTD) numa população italiana de jardins-de-infância. Eur J Paediatr Dent. 2004; 5:71-5

23. Azevedo TD, Bezerra AC, de Toledo OA. Hábitos alimentares e cárie precoce grave da infância em pré-escolares brasileiros. Pediatr Dent. 2005 Jan-Fev; 27(1):28-33.

24. van Palenstein Helderman WH, Soe W, van 't Hof MA. Factores de risco de cárie na primeira infância numa população do Sudeste Asiático. J Dent Res. 2006; 85:85-8.

25. Campus G , [1]Solinas G, Sanna A, Maida C, Castiglia P. Determinantes de CCE em crianças pré-escolares da Sardenha. Community Dent Health. 2007 Dec;24:253-6.

26. Plutzer K, Spencer AJ. Efficacy of an oral health promotion intervention in the prevention of early childhood caries. Community Dent Oral Epidemiol. 2008 Aug; 36:335-46.

27. Choi EJ, Lee SH, Kim YJ.Reação em cadeia da polimerase quantitativa em tempo real para Streptococcus mutans e Streptococcus sobrinus em amostras de placa dentária e a sua associação com a cárie na primeira infância. Int J Paediatr Dent. 2009; 19:141-7.

28. Sheller B, Churchill SS, Williams BJ, Davidson B. Índice de massa corporal de crianças com cáries graves na primeira infância. Pediatr Dent. 2009; 31:216-21.

29. RJ Schroth, PR Dahl, M Haque, E Kliewer. Early childhood caries among Hutterite preschool children in Manitoba, Canada.Rural and remote health. 2010; 5:1-11.

30. Kawashita Y, Kitamura M, Saito T. EarlyChildhoodCaries. Int J Dent. 2011; 2011: 17.

31. Subramaniam P, Prashanth P. Prevalence of early childhood caries in 8 - 48 month old preschool children of Bangalore city, South India (Prevalência de cáries na primeira infância em crianças pré-escolares com 8 a 48 meses de idade da cidade de Bangalore, Sul da Índia). Contemp Clin Dent. 2012; 3:15-21.

32. Fan C, Wang W, Xu T, Zheng S. Factores de risco de cáries na primeira infância em crianças de Pequim: um estudo caso-controlo. BMC Saúde Oral. 2017; 16:98.

PREVALÊNCIA DE CÁRIES NA PRIMEIRA INFÂNCIA:

LOCAL	ANO	AUTOR	PREVALÊNCIA
Índia	2003	Jose B, King NM	12%
	2008	Tyagi R	19.2%
Inglaterra	1966	Winter et al	12%
	1967	Ganso	6.8%
	1968	Ganso e Gittus	5.9%
	1971	Winter et al	8.0%
Estados Unidos	1976	Powell	1.0%
	1977	Currier e Glinka	5.0%
	1984	Johnsen et al	11.0%
	1987	Kelly e Bruerd[13]	53.1%
Detroit	2007	Finlayson TL et al	33% (CCE) 20% (CCEE)
Canadá	1982	Derkson e Ponti	3.2%
Montiba	2005	Schroth RJ et al	44.0%
Kuwait	1995	Al Dashti et al	19.0%
Holanda	1998	Weerheijim et al	9.3%
Ontário	2004	Peressini S et al	52.0%
Austrália	1985	Brown et al	5.4%
África do Sul	1978	Cleaton -Jones et al	11,4% (rural) 8,6% (urbano)
	1978	Cleaton -Jones et al	13,7% (rural) 3,1%(urbano)
	1981	Richardson et al	11,7% (rural) 4,0%(urbano)
	2008	Postma TC	32.0%
Indonésia	1979	Aldy et al	48.0%
Arábia Saudita	2001	Wyne A et al	27.3%
Bélgica	2006	Martans L	18,5% (CCE) 12,2% (CCEE)
Teerão	2004	Askarizadeh ,Siyonat	17.2%
	2008	Mohebbi SZ	3-26%
Jeddah	1996	Al Amoudi A et al	20%
Itália	2000	Petti S et al	7.6%
	2004	Ferro R et al	6.5%
Bulgária	2002	Dimitrova MM et al	20,82% em crianças com 1 ano de idade 40% em crianças com 2 anos de idade 56,15% em crianças com 3 anos de idade

Brasil	2002	Rosenblatt A, Zarzar P	28.46%
João Pessoa	2005	Ribeiro AG et al	10,7% (CCE) 33% (CCEE)
Araraquara	2006	Brando IM et al	28.2%
Qazvin	2003	Ramezani GH et al	19.5%
Kansas	2003	Bray KK et al	31.5%
Coreia	2003	Jin BH et al	56,4% (CCE) 47% (CCEE)
Tailândia	2004	Vachirarojpisan T et al	82.2%
Roma	2004	Panetta F et al	8.2%
Europa de Leste	2005	Willems et al	18.5%
Taiwan	2006	Tsai AI et al	56%
Logótipos	2007	Sowole CA et al	10,5% (CCE) 4,8% (CCEE)
Israel	2007	Livny A et al	15.3%
Africano americano	2008	Ismail AI et al	7% (CCE) 27% (CCEE)

Recomendado para leitura:

1. Winter GB, Hamilton MC, James PM. Role of the comforter as an etiological fator in rampant caries of the deciduous dentition. Arch Dis Child.1966; 41:207-12.

2. Curzon M. E. J., Curzon, L.D.S. Prevalência de cáries dentárias nos esquimós da Ilha de Baffin. Pediatric Dentistry 1979; 1:169-173.

3. Winter GB, Rule DC, Mailer GP, James PM, Gordon PH. A prevalência de cárie dentária em crianças pré-escolares com idades compreendidas entre 1 e 4 anos. 1. Factores etiológicos. Br Dent J. 1971; 130:271-7.

4. Kotlow LA. Aleitamento materno: uma causa de cárie dentária em crianças. ASDC J Dent Child. 1977; 44:192-3.

5. Aldy D.; Siregar Z.; Siregar H.; Liwijaya S.G.; Tanyati S. Um estudo comparativo da formação de cáries em crianças alimentadas ao peito e a biberão. Paediatrica Indonesiana 1979; 19:308-312

6. Dilley GJ, Dilley DH, Machen JB. Hábito de enfermagem prolongado: um perfil de pacientes e suas famílias. ASDC J Dent Child.1980; 47:102-8.

7. Van Houte J, Gibbs G, Butera C. Flora oral de crianças com "cáries do biberão". J Dent Res. 1982; 61:382-5.

8. JohnsenD. AdolescentNutrition . Volume26 , Issue 10
1982; 26: 922.

9. Johnsen DC, Gerstenmaier JH, DiSantis TA, Berkowitz RJ. Suscetibilidade de crianças com cáries de amamentação a futuras cáries de molares aproximados. Pediatr Dent. 1986; 8:168-70.

10. Johnsen DC, Gerstenmaier JH, DiSantis TA, Berkowitz RJ. The prevalence of baby bottle tooth cay among two native American populations. J Public Health Dent. 1987; 47:94-7.

11. Johnsen DC, Gerstenmaier JH, DiSantis TA, Berkowitz RJ. Suscetibilidade de crianças com cárie de amamentação a futuras cáries de molares aproximados. Pediatr Dent. 1986;8:168-70.

12. Acs G, Lodolini G, Kaminsky S, Cisneros GJ. Efeito da cárie de enfermagem no peso corporal numa população pediátrica. Pediatr Dent. 1992; 14:302-5.

13. *Eronat* N, *Eden E* A Comparative Study of Some Influencing Factors of Rampant or Nursing Caries in Preschool Children (Um estudo comparativo de alguns factores que influenciam a cárie galopante ou de enfermagem em crianças em idade pré-escolar). J Clin Pediatr Dent 1992; 16: 275-79.

14. Roberts GJ, Cleaton-Jones PE, Fatti LP, Richardson BD et al. Padrões de alimentação a peito e a biberão e sua associação com a cárie dentária em crianças sul-africanas de 1 a 4 anos de idade. 2. Um estudo de controlo de casos de crianças com cáries de amamentação. Saúde Dentária Comunitária. 1994; 11:38-41.

15. O'Sullivan DM, Tinanoff N. The association of early dental caries patterns with caries incidence in preschool children. J Public Health Dent. 1996; 56:81-3

16. Weintraub JA.O desenvolvimento de competências para especialistas em saúde pública dentária. J Public Health Dent. 1998;58:114-8.

17. Erickson PR, Mazhari E. Investigation of the role of human breast milk in caries development (Investigação do papel do leite materno humano no desenvolvimento de cáries). Pediatr Dent. 1999; 21:86-90.

18. Casamassimo PS. Relações entre saúde oral e sistémica. Pediatr Clin North Am. 2000; 47:1149-57.

19. Primosch RE, Balsewich CM, Thomas CW. Avaliação dos resultados de uma estratégia de intervenção para melhorar a adesão dos pais às avaliações de acompanhamento após o tratamento de cáries na primeira infância utilizando anestesia geral numa população do Medicaid. ASDC J Dent Child. 2001;68 :102-8, 80.

20. Pierce KM, Rozier RG, Vann WF Jr. Accuracy of pediatric primary care providers' screening and referral for early childhood caries. Pediatrics. 2002; 109:E82-2.

21. Peretz B, Sarit F, Eidelman E, Steinberg D. Mutans streptococcus counts following treatment for early childhood caries. J Dent Child (Chic). 2003; 70:111-4.

22. Ferro R, Besostri A, Meneghetti B, Beghetto M. Comparação de dados sobre a Cárie Precoce da Infância (CPE) com dados anteriores sobre a Cárie Dentária do Biberão (BBTD) numa população italiana de jardins-de-infância. Eur J Paediatr Dent. 2004; 5:71-5

23. Azevedo TD, Bezerra AC, de Toledo OA. Hábitos alimentares e cárie precoce severa em pré-escolares brasileiros. Pediatr Dent. 2005 Jan-Fev; 27(1):28-33.

24. van Palenstein Helderman WH, Soe W, van 't Hof MA. Factores de risco de cárie na primeira infância numa população do Sudeste Asiático. J Dent Res. 2006; 85:85-8.

25. Campus G, Solinas G, Sanna A, Maida C, Castiglia P. Determinantes de CCE em crianças pré-escolares da Sardenha. Saúde Dentária Comunitária. 2007 Dec;24:253-6.

26. Plutzer K, Spencer AJ. Efficacy of an oral health promotion intervention in the prevention of early childhood caries. Community Dent Oral Epidemiol. 2008 Aug; 36:335-46.

27. Choi EJ, Lee SH, Kim YJ.Reação em cadeia da polimerase quantitativa em tempo real para Streptococcus mutans e Streptococcus sobrinus em amostras de placa dentária e a sua associação com cáries na primeira infância. Int J Paediatr Dent. 2009; 19:141-7.

28. Sheller B, Churchill SS, Williams BJ, Davidson B. Índice de massa corporal de crianças com cáries graves na primeira infância. Pediatr Dent. 2009; 31:216-21.

29. RJ Schroth, PR Dahl, M Haque, E Kliewer. Early childhood caries among Hutterite preschool children in Manitoba, Canada.Rural and remote health. 2010; 5:1-11.

30. Kawashita Y, Kitamura M, Saito T. EarlyChildhoodCaries. Int J Dent. 2011; 2011: 17.

31. Subramaniam P, Prashanth P. Prevalence of early childhood caries in 8 - 48 month old preschool children of Bangalore city, South India (Prevalência de cáries na primeira infância em crianças pré-escolares com 8 a 48 meses de idade da cidade de Bangalore, Sul da Índia). Contemp Clin Dent. 2012; 3:15-21.

32. Fan C, Wang W, Xu T, Zheng S. Factores de risco de cáries na primeira infância em crianças de Pequim: um estudo caso-controlo. BMC Saúde Oral. 2016 Sep 17; 16:98.

CLASSIFICAÇÃO:

Wyne (1999) classificou a Cárie Precoce da Infância em

CCE de tipo I (ligeira a moderada)

- Lesões cariosas que envolvem os molares e os incisivos
- Aparece nos 2-5 anos de idade
- A causa é geralmente uma combinação de alimentos semi-sólidos ou sólidos cariogénicos e falta de higiene oral
- O número de dentes afectados aumenta normalmente à medida que o desafio cariogénico persiste.

CEC de tipo II (moderado a grave)

- Lesão cariosa lábio-lingual que afecta os incisivos superiores com ou sem cáries nos molares, dependendo da idade
- Aparece logo após a erupção do primeiro dente
- Incisivos mandibulares não afectados
- A causa é geralmente a utilização incorrecta do biberão, a amamentação à vontade ou a combinação de ambos.
- Se não for controlada, pode evoluir para uma fase avançada.

CEC de tipo III (grave)

- A lesão cariosa envolve quase todos os dentes, incluindo os incisivos mandibulares
- Geralmente observada entre os 3 e os 5 anos de idade
- A causa é uma combinação de factores e uma má higiene oral
- De natureza galopante e envolve superfícies dentárias imunes

Classificação AAPD

A CCE é definida como "a presença de 1 ou mais superfícies dentárias cariadas (lesões não cavitadas ou cavitadas), ausentes (devido a cáries) ou preenchidas" em qualquer dente primário de uma criança com 71 meses de idade ou menos.

Em crianças com menos de 3 anos de idade, qualquer sinal de cárie de superfície lisa é indicativo de cárie precoce da infância grave **(S-ECC).** Dos 3 aos 5 anos de idade, 1 ou mais superfícies lisas cavitadas, ausentes (devido a cárie) ou preenchidas em dentes anteriores superiores decíduos, ou uma pontuação de superfícies cariadas, ausentes ou preenchidas de >4 (3 anos), >5 (4 anos) ou >6 (5 anos) constitui S-ECC.

Recomendado para leitura:

1. TinanoffN, David MS. O'Sullivan, BS. Cáries na primeira infância: visão geral e descobertas recentes. PediatricDentistry 1997; 19:12-16.
2. De Grauwe A, APS J, Martens L.C. Early Childhood Caries (ECC): what's in a name? European Journal Of Paediatric Dentistry 2004; 2: 62-70.
3. Kawashita Y, Kitamura M, Saito T. EarlyChildhoodCaries. Int J Dent. 2011; 2011: 1-7.
4. Subramaniam P, Prashanth P. Prevalence of early childhood caries in8 - 48 month old preschool children of Bangalore city, South India (Prevalência de cáries na primeira infância em crianças pré-escolares com 8 a 48 meses de idade da cidade de Bangalore, Sul da Índia). Contemp Clin Dent. 2012; 3:15-21.
5. Fan C, Wang W, Xu T, Zheng S. Factores de risco de cáries na primeira infância em crianças de Pequim: um estudo caso-controlo. BMC Saúde Oral. 2016 Sep 17; 16:98.

FASES DO DESENVOLVIMENTO DO ECC:

Berkowitz (1985) enumera 3 fases no desenvolvimento da cárie dentária:

-Infeção primária

-Acumulação dos organismos devido à ingestão frequente de hidratos de carbono através do biberão

-Desmineralização e cavitação da estrutura dentária.

Existem quatro fases no desenvolvimento do CCE:

A **fase inicial** é caracterizada pelo aparecimento de lesões de desmineralização opacas e calcárias nas superfícies lisas dos incisivos superiores primários quando a criança tem entre 10 e 20 meses de idade, ou por vezes ainda mais nova. Na região cervical das superfícies vestibulares e palatinas dos incisivos superiores, pode distinguir-se uma linha esbranquiçada distinta. Nesta fase, as lesões são reversíveis, mas frequentemente não são reconhecidas pelos pais ou pelos primeiros médicos que examinam a boca destas crianças muito pequenas. Além disso, as lesões só podem ser diagnosticadas depois de os dentes afectados terem sido completamente secos.

A **segunda fase** ocorre quando a criança tem entre 16 e 24 meses de idade. A dentina é afetada quando as lesões brancas nos incisivos se desenvolvem rapidamente, provocando o colapso do esmalte. A dentina fica exposta e apresenta-se mole e amarelada. Os molares decíduos superiores apresentam lesões iniciais nas regiões cervical, proximal e oclusal. Nesta fase, a criança começa a queixar-se de grande sensibilidade ao frio. Por vezes, os pais apercebem-se sozinhos da mudança de cor e ficam preocupados.

O **terceiro estágio**, que ocorre quando a criança tem entre 20 e 36 meses, é caracterizado por lesões grandes e profundas nos incisivos superiores e irritação pulpar. A criança queixa-se de dor ao mastigar ou ao escovar os dentes e de dor espontânea durante a noite. Nesta altura, os molares decíduos superiores encontram-se no estádio 2, enquanto o estádio 1 pode ser diagnosticado nos molares decíduos inferiores e nos caninos superiores.

O **quarto estágio**, que ocorre entre os 30 e 48 meses de idade, é caracterizado por fracturas coronais dos maxilares anteriores como resultado da destruição amelodentinária. Nesta fase, os incisivos superiores estão normalmente necrosados e os molares primários superiores encontram-se no estádio

3. Os molares secundários, os caninos superiores e os primeiros molares inferiores encontram-se no estádio 2. Algumas crianças pequenas sofrem mas não conseguem exprimir as suas queixas de dor de dentes. Sentem falta de sono e recusam-se a comer.

Recomendado para leitura:

1. Fernandes IB, Pereira TS, Souza DS, Ramos-Jorge J,et al. Severidade da cárie dentária e qualidade de vida de crianças pequenas e suas famílias. Pediatr Dent. 2017 15; 39:118-23.

2. Ramos-Jorge J, Pordeus IA, Ramos-Jorge ML, Marques LS et al. Impacto da cárie dentária não tratada na qualidade de vida de crianças em idade pré-escolar: diferentes fases e actividades. Community Dent Oral Epidemiol. 2014; 42:311-22.

3. RJ Schroth, PR Dahl, M Haque, E Kliewer. Early childhood caries among Hutterite preschool children in Manitoba, Canada.Rural and remote health. 2010; 5:1-11.

4. Kawashita Y, Kitamura M, Saito T. EarlyChildhoodCaries. Int J Dent. 2011; 2011: 1-7.

5. Subramaniam P, Prashanth P. Prevalence of early childhood caries in 8 - 48 month old preschool children of Bangalore city, South India (Prevalência de cáries na primeira infância em crianças pré-escolares com 8 a 48 meses de idade da cidade de Bangalore, Sul da Índia). Contemp Clin Dent. 2012; 3:15-21.

6. Fan C, Wang W, Xu T, Zheng S. Factores de risco de cáries na primeira infância em crianças de Pequim: um estudo caso-controlo. BMC Saúde Oral. 2017; 16:98.

PADRÃO DE OCORRÊNCIA:

As CCE afectam os dentes decíduos de bebés e crianças em idade pré-escolar. Na sua forma mais grave, surgem por vezes como lesões de desenvolvimento rápido na superfície de dentes com baixa suscetibilidade à cárie, seguindo a sequência habitual de erupção. Normalmente, os incisivos superiores primários são os mais afectados, seguidos dos primeiros molares primários. Os incisivos inferiores são normalmente poupados porque são cobertos pela língua durante os movimentos de sucção e estão assim protegidos contra os líquidos cariogénicos. A saliva produzida pelas glândulas sublinguais e submandibulares próximas também protege os incisivos mandibulares contra os ácidos produzidos pela placa dentária. Quando os incisivos mandibulares são afectados, é normalmente uma indicação de que a cárie é causada pelo uso inadequado de chupeta, ou simplesmente que a criança tem um caso clássico de cárie desenfreada. Da mesma forma, os caninos primários e os segundos molares primários, devido à sua erupção mais tardia, são normalmente poupados ou pouco afectados pela CCE.

O padrão de ataque ECC depende, portanto, de três factores:

- o momento da erupção dentária
- o período de tempo do hábito oral nocivo
- o tipo de movimentos musculares que a criança faz quando chupa.

Muitos autores concordam que o padrão de ataque do CEC muda aos três anos de idade, quando começa a afetar os primeiros e segundos molares decíduos. Esses resultados sugerem que um padrão de ataque de cárie deve ser estabelecido para diferentes categorias etárias de crianças de 0 a 71 meses de idade.

Drury et al recomendam a utilização de seis categorias:

- menos de 12 meses
- 12-23 meses
- 24-35 meses
- 36-47 meses
- 48-59 meses e

- 60 a 71 meses.

De facto, de acordo com Milnes e Bowen, a experiência prática mostrou que a cariogenicidade dos alimentos que os pais usam para nutrir ou acalmar os seus bebés é uma indicação fiável da predisposição da criança para cáries subsequentes quando a sua dieta muda de líquidos para sólidos. O tipo de alimento sólido ou líquido poderia muito bem explicar as diferenças nos padrões de ataque de CCE em diferentes idades.

O padrão de cárie intra-oral da cárie de amamentação é caraterístico e patognomónico das condições. Afecta os dentes decíduos na seguinte sequência.

1. Incisivo lateral do maxilar - Superfícies facial, lingual, mesial e distal.
2. Incisivo lateral do maxilar - Superfícies facial, lingual, mesial e distal.
3. Primeiro molar superior - Facial, lingual, mesial e oclusal, superfície proeminente
4. Canino e segundo molar superiores - Superfícies facial, lingual e proximal.
5. Molares mandibulares - Em fases posteriores.

Os anterios mandibulares são poupados devido a

1. Proteção pela língua.
2. Ação de limpeza da saliva devido à presença do orifício do ducto das glândulas sublinguais muito próximo dos incisivos.

Diferenças entre a cárie de enfermagem e a cárie galopante

Cáries de enfermagem	Cáries galopantes
Forma específica de cárie desenfreada	Cárie aguda generalizada com envolvimento pulpar precoce de dentes que normalmente são imunes à cárie.
Observado em bebés e crianças pequenas	Observa-se em todas as idades, incluindo a adolescência.
Afecta a dentição primária	Afecta a dentição primária e permanente
Observa-se um padrão específico de envolvimento. Osincisivosmaxilares seguidos dos molares estão envolvidos. Significativamente, a mandibular Os incisivos não estão envolvidos.	As superfícies consideradas imunes à cárie estão envolvidas. Assim, os incisivos mandibulares são afectados. Aparecimento rápido de novas lesões e não apenas anos de cárie crónica devido a negligência.
Vários factores estão principalmente relacionados com práticas alimentares inadequadas, tais como Alimentação a biberão antes de dormir Chupetas mergulhadas em mel/outros adoçantes Amamentação prolongada à vontade	Mais multifatorial, com todos os factores essenciais envolvidos e não apenas as práticas alimentares: Lanches frequentes Ingestão excessiva de hidratos de carbono refinados Diminuição do fluxo salivar Antecedentes genéticos

Recomendado para leitura:

1. Tinanoff N, David MS. O'Sullivan, BS. Cáries na primeira infância: visão geral e descobertas recentes. Odontopediatria 1997; 19:12-16.

2. De Grauwe A, APS J, Martens L.C. Early Childhood Caries (ECC): what's in a name? European Journal Of Paediatric Dentistry 2004; 2: 62-70.

3. Kawashita Y, Kitamura M, Saito T. EarlyChildhoodCaries. Int J Dent. 2011; 2011: 1-7.

4. Subramaniam P, Prashanth P. Prevalence of early childhood caries in 8 - 48 month old

preschool children of Bangalore city, South India (Prevalência de cáries na primeira infância em crianças pré-escolares com 8 a 48 meses de idade da cidade de Bangalore, Sul da Índia). Contemp Clin Dent. 2012; 3:15-21.

5. Campus G, Solinas G, Sanna A, Maida C, Castiglia P. Determinantes de CCE em crianças pré-escolares da Sardenha. Community Dent Health. 2007; 24:253-6.

6. Plutzer K, Spencer AJ. Efficacy of an oral health promotion intervention in the prevention of early childhood caries. Community Dent Oral Epidemiol. 2008 Aug; 36:335-46.

7. Choi EJ, Lee SH, Kim YJ.Reação em cadeia da polimerase quantitativa em tempo real para Streptococcus mutans e Streptococcus sobrinus em amostras de placa dentária e a sua associação com a cárie na primeira infância. Int J Paediatr Dent. 2009; 19:141-7.

CONSEQUÊNCIAS:

Em 1975, Davis argumentou que a doença oral tem apenas uma relevância mínima para a vida de uma pessoa. Esta noção foi claramente desafiada por investigações recentes que demonstram as consequências da doença dentária nas crianças. A cárie é uma doença infantil única, é a doença mais comum da infância que não é auto-limitada. É necessária uma intervenção profissional atempada. Mas dado que a cárie não tratada é muito prevalente e existem barreiras significativas para obter tratamento, ocorre um padrão infeliz. À medida que o tratamento da CCE é adiado, a condição da criança piora e torna-se mais difícil de tratar, o número de clínicos que podem realizar os procedimentos mais complicados diminui, o custo e o tempo do tratamento aumentam, bem como as hospitalizações e as visitas às urgências.

A consequência imediata mais comum das cáries dentárias não tratadas é a dor dentária. A dor dentária é normalmente suportada durante várias semanas e afecta as actividades regulares das crianças, tais como comer, dormir e brincar. Embora ainda não existam dados sobre o desempenho escolar na presença de dor oral não tratada, para além da perda de dias de escola, do aumento de dias com atividade restrita e da diminuição da capacidade de aprender, estes factores só viriam acrescentar-se à constelação de encargos que as crianças de baixos rendimentos enfrentam para se desenvolverem academicamente.

A extração de dentes é um tratamento comum e necessário para cáries avançadas. A perda prematura de molares é suscetível de resultar em futuros problemas ortodônticos. Por conseguinte, é provável que as crianças afectadas pela CCE continuem a ter problemas orais

problemas de saúde para os quais o tratamento está muitas vezes fora do alcance financeiro dos pais. Além disso, a cárie nos primeiros anos de vida tem sido associada à cárie na infância tardia. Contrariamente à crença popular, os efeitos da cárie em crianças pequenas estendem-se para além da boca. A perda de dentes é, por vezes, inevitável e pode causar não só problemas ortodônticos e estéticos, mas, mais importante ainda, dificuldades na pronúncia. Os problemas estéticos e as dificuldades de pronúncia podem resultar em problemas psicológicos e de relacionamento. Para além disso, as crianças com CCE normalmente pesam menos e são mais baixas do que a média. O seu crescimento é afetado porque têm dificuldade em dormir e comer devido à infeção e à dor, e a sua qualidade de vida é muito reduzida. A CEC também pode estar associada a anemia por deficiência de ferro[107] . Além disso, é muito complicado e dispendioso tratar a cárie em crianças muito pequenas, que têm de ser submetidas a anestesia geral. A CEC é, portanto, um fardo tanto para os pais como para a sociedade. Um relatório recente de um dos poucos estudos longitudinais sobre a saúde oral indicou que o efeito de uma saúde oral deficiente durante os primeiros anos, para além do baixo estatuto socioeconómico da família, é um preditor de uma saúde oral deficiente durante a idade adulta.[278] Por conseguinte, é provável que as desigualdades em matéria de saúde oral nos primeiros anos persistam durante a idade adulta.

A CEC pode ter graves repercussões gerais e locais a curto e longo prazo. Inclui um maior risco de novas lesões cariosas. Após a necrose pulpar, a infeção dissemina-se para a região periodontal pulpar numa de duas formas clínicas: a forma aguda, caracterizada por celulite, adenopatia e mobilidade dos dentes afectados e a forma crónica, que é a mais comum, caracterizada por abcessos e síndrome do septo interdentário. Dependendo da gravidade da doença, a infeção pode espalhar-se para os botões dos dentes permanentes, causando lesões irreversíveis. As complicações de infecções subsequentes podem ocorrer em crianças já comprometidas por um estado de saúde geralmente debilitado.

Os estudos demonstraram que os pais sentiram uma melhoria na qualidade de vida dos seus filhos após uma reabilitação dentária completa sob anestesia geral. Essas melhorias dizem respeito ao facto de a criança ter menos dor e melhores capacidades para comer e dormir. Em 2002, Thomas e Primosch mostraram que, embora a reabilitação de CCE tenha levado apenas a um ligeiro aumento não significativo no percentil médio do peso das crianças, levou a uma melhoria significativa da qualidade de vida das crianças, conforme relatado pelos pais. S.Filstrup et al avaliaram que a CCE e o seu tratamento afectam de forma significativa a qualidade de vida relacionada com a saúde oral das crianças. A qualidade de vida relacionada com a saúde oral pode ser avaliada de forma válida e fiável tanto em auto-relatórios de crianças com 36 meses de idade como perguntando aos pais/tutores sobre as suas percepções da qualidade de vida relacionada com a saúde oral dos seus filhos.

É importante considerar não apenas as consequências das cáries não tratadas e da dor não tratada, mas as consequências da disparidade em geral. A CCE não tratada e a dor não tratada devem ser vistas no contexto de outros problemas que afectam mais fortemente as crianças das minorias e as crianças pobres. Por exemplo, o sucesso académico das crianças pequenas é um marco do desenvolvimento intelectual, social e emocional. Também pressagia o sucesso académico em anos posteriores. No entanto, é outra fonte de grande disparidade entre as crianças pobres e das minorias e as suas congéneres mais privilegiadas. As cáries não tratadas e a dor não tratada constituem outro obstáculo, outra barreira que estas crianças enfrentam para alcançar a paridade em muitos aspectos da vida quotidiana.

As consequências das cáries pediátricas não tratadas são, por conseguinte, uma perigosa espiral de necessidades não satisfeitas: à medida que o tratamento é adiado, o problema torna-se mais grave e mais difícil de tratar e os problemas de acesso multiplicam-se simplesmente.

Recomendado para leitura:

1. Kraljevic I, Filippi C, Filippi A. Indicadores de risco de cárie precoce da infância (ECC) em crianças com elevadas necessidades de tratamento. Swiss Dent J. 2017; 127:398-410.

2. Política sobre Cárie Precoce da Infância (CPE): Classificações, Consequências e Estratégias Preventivas. Pediatr Dent. 2016; 38:52-54.

3. Grund K, Goddon I, Schüler IM, Lehmann T, Heinrich-Weltzien R [5]. Consequências clínicas da cárie dentária não tratada em crianças alemãs de 5 e 8 anos de idade. BMC Oral Health. 2015;

15:140.

4. Folayan MO, Kolawole KA, Oziegbe EO, Oyedele T et al. Prevalência e indicadores de risco de cárie na primeira infância em crianças pré-escolares nos subúrbios da Nigéria. BMC Oral Health. 2015; 15:72.

5. Birungi N, Fadnes LT, Okullo I, Kasangaki A, et al. Effect of Breastfeeding Promotion on Early Childhood Caries and Breastfeeding Duration among 5 Year Old Children in Eastern Uganda: A Cluster Randomized Trial. PLoS One. 2015 4; 10:e0125352.

6. Ferraz NK, Nogueira LC, Pinheiro ML, Marques LS et al. Consequências clínicas da cárie dentária não tratada e da dor de dente em crianças pré-escolares. Pediatr Dent. 2014; 36:389-92.

7. Gomes MC, Pinto-Sarmento TC, Costa EM, Martins CC et al. Impacto das condições de saúde oral na qualidade de vida de crianças em idade pré-escolar e suas famílias: um estudo transversal. Health Qual Life Outcomes. 2014; 12:55.

PREVENÇÃO:

I Prevenção da CEC no consultório do dentista e nos centros comunitários

Trabalhar em conjunto com outras partes interessadas na comunidade dá aos dentistas acesso a competências e ferramentas que ajudam na prevenção da CEC. Um programa de promoção da saúde dentária apresentado em livros, brochuras, autocolantes ou vídeos e disponibilizado nos consultórios dos dentistas e nos centros comunitários pode potencialmente reduzir a incidência de CCE em comunidades com elevado risco de cárie. Este tipo de programa de promoção da saúde dentária deve ser orientado para os futuros pais ou para os pais de crianças muito pequenas. O consultório do dentista pode tornar-se o centro de um novo conceito de prevenção destinado às famílias, uma vez que o dentista actua em conjunto com outros profissionais de saúde para satisfazer todas as necessidades da família. O dentista pode sensibilizar os pediatras da sua área para a importância de prevenir a CEC e de estar atento à doença durante as primeiras consultas da criança (por exemplo, durante as consultas de vacinação). Além disso, os profissionais podem trabalhar em cooperação com a rede pública de saúde dentária. Colaborações multidisciplinares dessa natureza são essenciais para um programa eficaz.

II Prevenção do CEC durante a gravidez

A futura mãe deve ser vigiada durante a gravidez para detetar problemas dentários e receber as recomendações de prevenção adequadas antes do nascimento do seu bebé. Este passo é tanto mais necessário quanto os pais só voltarão a consultar o dentista dentro de vários meses, altura em que os maus hábitos podem estar enraizados e já a provocar a proliferação de lesões cariosas em fases avançadas de cárie. A avaliação do risco individual de cárie é muito necessária, pois é o primeiro passo para definir e otimizar as estratégias preventivas e terapêuticas. Esta etapa só deve ser realizada quando o médico dentista constata uma má saúde oral e/ou hábitos alimentares ou quando existe uma elevada incidência de cáries activas na futura mãe ou na sua família.

A avaliação do risco de cárie durante a gravidez deve ter em conta o seguinte

- A presença de lesões cariosas e o grau de atividade da cárie.
- Uma avaliação quantitativa e qualitativa da placa dentária (cor, número de colónias de

streptococcus mutans e/ou lactobacillus).

- Avaliação do pH salivar, do efeito tampão da saliva e do fluxo salivar.
- Uma análise da alimentação da mãe.
- Avaliação da extensão da resistência individual através da observação da estrutura morfológica dos dentes, da presença de numerosas lesões cariosas iniciais e do uso anterior de flúor.

No seu conjunto, estes testes permitirão confirmar as impressões clínicas do dentista, determinar a existência de um ou mais factores de risco preponderantes (bactérias, nutrição, saliva ou resistência individual) e preparar uma estratégia preventiva e terapêutica que dê uma resposta mais direccionada e eficaz aos factores etiológicos identificados.

Nesta fase, o profissional terá de controlar as bactérias e eliminar as fontes de infeção, tendo em conta o risco de transmissão bacteriana. A fase de controlo das bactérias consiste em reduzir o número de bactérias e, mais especificamente, em reduzir a quantidade de streptococcus mutans na superfície dos dentes. Para este efeito, estão disponíveis vários tratamentos, incluindo a aplicação de vernizes com uma elevada concentração de flúor ou vernizes de clorexidina (com ou sem protetor bucal). Os focos de infeção devem ser eliminados o mais rapidamente possível, através do desbridamento das lesões cariosas e da colocação de obturações provisórias (cimentos de óxido de zinco eugenol, hidróxido de cálcio ou ionómero de vidro), de forma a estabilizar o estado do paciente e diminuir os riscos de contaminação. Não devem ser contempladas restaurações adicionais até que o nível de atividade cariosa tenha sido totalmente controlado. A mãe pode usar substitutos como o xilitol (pastilha elástica ou rebuçados) durante a gravidez (Figura 1). Ela pode continuar com este hábito também após o parto. Todos os membros da família devem participar num programa de educação sobre higiene oral se existir um risco elevado de cárie. Naturalmente, isto deve ser acompanhado por programas de manutenção e reforço de rotina.

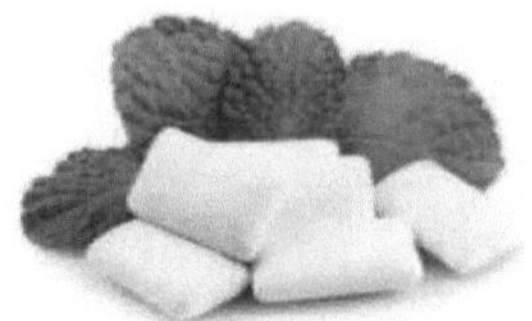

FIGURA 1: UTILIZAÇÃO DE XILITOL DURANTE A GRAVIDEZ

Dados os fluxos hormonais que ocorrem durante a gravidez e independentemente do nível de risco de cárie, é importante monitorizar periodicamente a saúde dentária das futuras mães. No entanto, os suplementos de flúor não são recomendados antes do nascimento do bebé. Por último, é importante falar com os futuros pais sobre a importância da primeira visita ao dentista.

III Após o nascimento

A primeira consulta dentária do bebé deve ser feita durante o primeiro ano de vida, de preferência durante os primeiros seis meses após a erupção dos primeiros dentes, mas nunca depois do seu primeiro aniversário. Durante a primeira consulta, o dentista examinará a boca do bebé e dará conselhos específicos de cuidados orais para prevenir a CCE. Assim que o primeiro dente do bebé erupciona, a boca da criança deve ser limpa com um pano molhado ou com uma escova de dentes para crianças e uma pequena quantidade de pasta de dentes (aproximadamente do tamanho de um grão de arroz) (Figura 2).

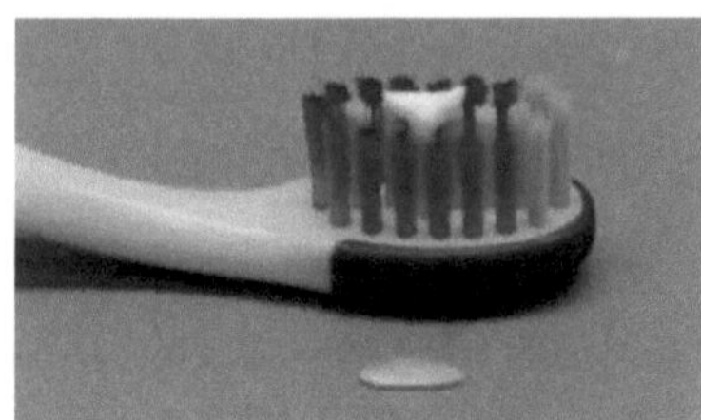

FIGURA 2 - PASTA DENTÍFRICA GRANULOMÉTRICA

Os pais devem ser ensinados a escovar os dentes do bebé, apoiando-o contra eles ou deitando-o ao colo com a cabeça entre as pernas. Estas posições dar-lhes-ão o controlo necessário para realizar a tarefa. Quando o bebé atinge um ano de idade, os seus dentes devem ser escovados duas vezes por dia com uma escova de dentes pequena, água e pasta de dentes com flúor (do tamanho de uma ervilha). Entre os 18 e os 24 meses de idade, a criança pode aprender a escovar os dentes sob a supervisão de um adulto. Além disso, os pais não devem tentar acalmar um bebé chorão ou agitado com doces, uma chupeta mergulhada em açúcar ou um biberão com uma bebida doce.

É importante falar com os pais sobre os seguintes pontos:

- Verificar e reforçar as informações e os conselhos dados durante a gravidez.
- Reforçar que a criança não deve receber substâncias cariogénicas no biberão à hora de dormir.
- Incentivar uma alimentação saudável e limitar os alimentos açucarados, sugerindo outros tipos de edulcorantes.
- Limpar os dentes da criança logo que começam a nascer.
- Encorajar a criança a beber num copo por volta do seu primeiro aniversário, e depois limitar progressivamente o uso do biberão entre os 12 e os 16 meses de idade.
- Observar os primeiros hábitos do bebé, como a sucção do polegar, para que o prestador de cuidados possa receber instruções atempadas para os corrigir, mesmo que isso implique dar uma chupeta à criança. Não foi observada nenhuma relação entre o uso de chupeta (desde que não tenha sido mergulhada num adoçante) e a CEC. Se o profissional notar a CEC depois que os dentes decíduos tiverem irrompido, ele deve avaliar o risco de cárie da criança, assim como fez com a futura mãe. Deve também preparar um programa de prevenção personalizado e escolher uma terapia com flúor (sistémica e tópica) de acordo com o risco de cárie e a idade do paciente, de modo a enriquecer o flúor do esmalte dos dentes em formação e aumentar a resistência à cárie dos dentes que já erupcionaram. Os suplementos de flúor (0,25 mg) não são recomendados para crianças de baixo risco com menos de três anos de idade. Para crianças de alto risco, são recomendados comprimidos de flúor (0,25 mg) a partir dos 6 meses de idade, ou seja, quando a criança visita o dentista pela primeira vez.

Em todos os casos, antes de prescrever, é muito importante:

- Avaliar o risco de cáries
- Certificar-se de que a criança não está a beber água fluoretada ou a tomar suplementos de flúor (em vitaminas)

- Ajustar o esquema de dosagem em consulta com o pediatra responsável
- Avaliar outras fontes possíveis de ingestão sistémica (a ingestão diária total não deve exceder 0,05-0,07 mg F-/ kg)

O sucesso da terapia com flúor depende da motivação e da participação dos pais, dos controlos regulares e do ajuste da dose em função do esquema de dosagem. A escovagem dos dentes com pasta dentífrica com flúor deve ser imediatamente adicionada ao regime diário de saúde oral da criança, assim que o seu primeiro dente primário erupcione. A utilização de flúor tópico sob a forma de verniz ou gel é benéfica, mas não é recomendada antes de a criança completar três anos. Pode ser utilizado para promover a proteção das superfícies lisas dos dentes decíduos e a remineralização das primeiras lesões de cárie. Os vernizes de clorexidina podem ser utilizados em crianças entre os 3 e os 4 anos de idade com um risco elevado de cárie, de modo a reduzir a quantidade de estreptococos na placa dentária e como ferramenta para a fase de controlo bacteriano. Este pode ser um método preferido quando os métodos tradicionais não são suficientes. Os agentes selantes estão evidentemente indicados para prevenir a cárie oclusal dos molares decíduos e devem ser utilizados a partir dos 3 anos de idade, após consideração do risco de cárie e das recomendações clínicas. A substituição do açúcar por xilitol ou outros adoçantes artificiais (sorbitol e manitol) em doces e o recente aparecimento de produtos feitos com fosfopeptídeo de caseína ou fosfato de cálcio amorfo (em goma de mascar e pasta de dentes) terão aplicações interessantes na prevenção de CCE no futuro. Estes produtos podem ajudar a remineralizar os dentes ligando-se ao biofilme, à placa dentária e aos tecidos duros e moles da boca e libertando iões de cálcio e fosfato na saliva. Será necessária mais investigação para determinar a frequência ideal de utilização e as aplicações recomendadas de acordo com a idade. Por último, seria importante agendar as crianças em risco para check-ups regulares de três meses e manter-se em contacto com os pais, a fim de proporcionar um acompanhamento adequado.

A AAPD reconhece a cárie como uma doença comum, complexa e crónica, resultante de um desequilíbrio de múltiplos factores de risco e factores de proteção ao longo do tempo. Para diminuir o risco de desenvolver CEC, uma doença infecciosa potencialmente devastadora, a AAPD incentiva medidas preventivas profissionais e em casa, incluindo práticas alimentares adequadas à idade que não contribuem para o risco de cárie da criança. Estas incluem:

1. Reduzir os níveis de EM da mãe/cuidador principal/irmão (idealmente durante o período pré-natal) para diminuir a transmissão de bactérias cariogénicas.

2. Minimizar as actividades de partilha de saliva (ex: partilha de utensílios) entre um bebé ou uma criança pequena e a sua família/coortes.

3. Implementação de medidas de higiene oral o mais tardar aquando da erupção do primeiro dente primário.

-Se um bebé adormecer enquanto se alimenta, os dentes devem ser limpos antes de a criança se deitar.

-A escovagem dos dentes de todas as crianças dentadas deve ser efectuada duas vezes por dia com uma pasta de dentes fluoretada e uma escova de dentes macia e de tamanho adequado à idade. Os pais devem usar um pouco de pasta de dentes para escovar os dentes de uma criança com menos de 2 anos de idade. Para as crianças com 3-5 anos de idade, os pais devem dispensar uma quantidade de pasta dentífrica do tamanho de uma ervilha e efetuar ou ajudar na escovagem dos dentes da criança (Figura 3).

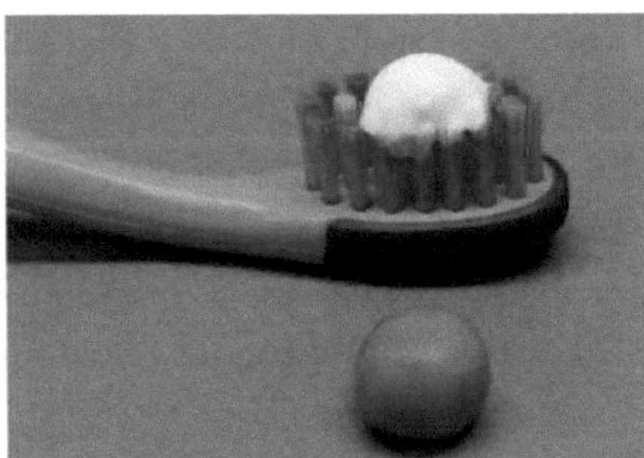

FIGURA 3: PASTA DE DENTES DO TAMANHO DE UMA ERVILHA

-O uso do fio dental deve ser iniciado quando as superfícies dentárias adjacentes não podem ser limpas com uma escova de dentes.

4. Estabelecimento de um domicílio dentário até aos 6 meses de idade para efetuar uma avaliação do risco de cárie e fornecer educação parental, incluindo orientação antecipatória para a prevenção de doenças orais.

5. Evitar comportamentos alimentares promotores de cáries. Nomeadamente;

-Os bebés não devem ser adormecidos com um biberão que contenha hidratos de carbono fermentáveis.

-A amamentação ad libitum deve ser evitada após o início da erupção do primeiro dente primário e a introdução de outros hidratos de carbono na dieta.

-Os pais devem ser encorajados a fazer com que os bebés bebam de um copo quando se aproxima o seu primeiro aniversário. Os bebés devem ser desmamados do biberão entre os 12 e os 14 meses de idade.

-Deve ser evitado o consumo repetitivo de qualquer líquido que contenha hidratos de carbono fermentáveis a partir de uma garrafa ou de um copo de treino sem derrame.

-Devem ser evitados lanches entre as refeições e exposições prolongadas a alimentos e sumos ou outras bebidas que contenham hidratos de carbono fermentáveis.

Orientação antecipada e educação dos pais/doente

A CCE é uma doença infecciosa e evitável que é transmitida verticalmente das mães ou de outros cuidadores íntimos para os bebés. A modificação da higiene oral da mãe, a dieta e o uso de flúor tópico podem ter um impacto significativo na taxa de cárie da criança. As orientações gerais de antecipação para a mãe (ou outro cuidador íntimo), antes e durante o processo de colonização, incluem o seguinte:

- Higiene oral: A escovagem dos dentes e o uso diário de fio dental são importantes para que os pais desalojem e reduzam os níveis de placa bacteriana.
- Dieta: Os componentes importantes da educação dietética para os pais incluem o potencial de cárie da sua dieta, a cariogenicidade de certos alimentos e bebidas, o papel da frequência do consumo destas substâncias e o processo de desmineralização e remineralização.
- Fluoreto: Foi sugerido que a utilização de uma pasta de dentes fluoretada aprovada pela Associação Dentária Americana e o enxaguamento todas as noites com um elixir bucal sem álcool, de venda livre, contendo 0,05% de fluoreto de sódio, ajudam a reduzir os níveis de placa bacteriana

e a remineralização do esmalte.

- Remoção de cáries: Os cuidados dentários profissionais de rotina para os pais podem ajudar a manter a sua saúde oral em condições óptimas. A remoção de cáries activas e a subsequente restauração são importantes para minimizar a infeção do bebé com a flora oral dos pais (Figura 4).

Atraso da colonização: A educação dos pais, especialmente das mães, sobre a partilha de utensílios (por exemplo, colheres partilhadas, limpeza de uma chupeta caída com a saliva), alimentos e copos pode ajudar a prevenir a colonização precoce da flora oral nos seus bebés.

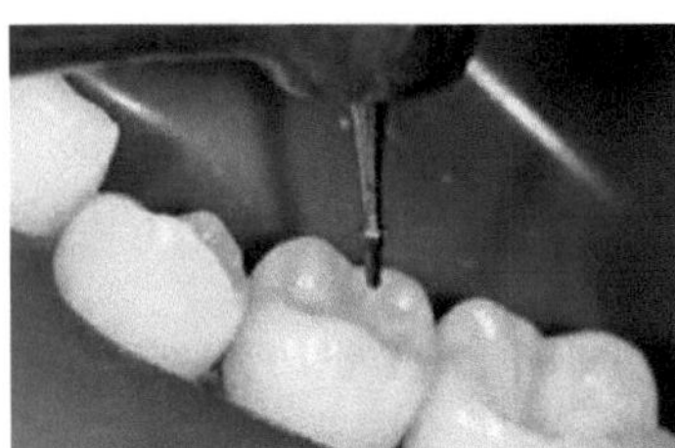

FIGURA 4: REMOÇÃO DE CÁRIES

- Gomas de mascar com xilitol: Dados recentes sugerem que a utilização de pastilhas elásticas com xilitol (4 unidades por dia pela mãe) teve um impacto significativo na diminuição da taxa de cáries da criança.

As orientações gerais de antecipação para o doente jovem (0 a 3 anos de idade) incluem o seguinte:

- Higiene oral: Limpar os dentes do bebé assim que eles erupcionam com um pano ou uma escova macia ajudará a reduzir a colonização bacteriana. A utilização de fio dentário quando os dentes adjacentes estão em contacto é importante para ajudar a reduzir as cáries interproximais.
- Dieta: Após a erupção dos primeiros dentes decíduos, a prevenção da CCE é possível restringindo a alimentação por biberão/amamentação às horas normais das refeições e não permitindo que o bebé se alimente ad libitum ou enquanto dorme. O conhecimento dos pais sobre a cariogenicidade de certos alimentos pode ajudar os bebés e as crianças a eliminar ou reduzir os seus níveis de cárie.
- Fluoreto: A exposição óptima ao flúor é importante para todos os bebés e crianças dentadas. É indicada precaução na utilização de todos os produtos que contêm flúor. As decisões

relativas à administração de flúor adicional baseiam-se nas necessidades específicas de cada paciente.

Casa dentária:

O conceito de "lar dentário" deriva do conceito de "lar médico" da Academia Americana de Pediatria. A Academia Americana de Pediatria afirma que "os cuidados médicos de bebés, crianças e adolescentes devem, idealmente, ser acessíveis, contínuos, abrangentes, centrados na família, coordenados, compassivos e culturalmente eficazes. Devem ser prestados ou dirigidos por médicos bem formados que prestem cuidados primários e ajudem a gerir e a facilitar essencialmente todos os aspectos dos cuidados pediátricos." Os cuidados dentários primários pediátricos têm de ser prestados de forma semelhante. O domicílio dentário é um prestador especializado de cuidados dentários primários no âmbito do complexo filosófico do domicílio médico. Encaminhar uma criança para um exame de saúde oral por um dentista que presta cuidados a bebés e crianças pequenas 6 meses após a erupção do primeiro dente ou até aos 12 meses de idade estabelece o domicílio dentário da criança e proporciona uma oportunidade para implementar hábitos preventivos de saúde dentária que satisfazem as necessidades únicas de cada criança e a mantêm livre de doenças dentárias ou orais.

Espera-se que o lar dentário proporcione

- Uma avaliação exacta do risco de doenças e condições dentárias
- Um programa individualizado de saúde dentária preventiva baseado na avaliação de risco

-Orientação antecipada sobre questões de crescimento e desenvolvimento (ou seja, dentição, hábitos de dígito ou chupeta e práticas de alimentação)

-Um plano de emergência para traumatismos dentários

-Informações sobre os cuidados adequados a ter com os dentes e os tecidos gengivais da criança

-Informações sobre nutrição e práticas alimentares correctas

-Cuidados dentários completos de acordo com as directrizes e calendários de periodicidade aceites para a saúde dentária pediátrica

-Encaminhamento para outros especialistas dentários, como endodontistas, cirurgiões orais, ortodontistas e periodontistas, quando os cuidados não podem ser prestados diretamente no domicílio dentário

Esforços para melhorar a utilização dos cuidados dentários:

Até à data, poucos programas para aumentar a utilização de cuidados dentários por crianças em idade pré-escolar têm demonstrado sucesso e sustentabilidade. Dado que a escassez de dentistas é reconhecida como um problema grave, a maioria dos programas bem sucedidos tem como objetivo a disponibilidade de prestadores de serviços. Um exemplo de um programa deste género é o programa ABCD no Estado de Washington. Neste programa, os dentistas gerais são especialmente treinados para atender pacientes jovens. O programa inclui o aumento das taxas de reembolso do Medicaid, bem como os benefícios dos participantes e, o que é mais importante, há uma forte divulgação para inscrever e envolver as famílias elegíveis. Uma das várias avaliações deste programa indicou que, em comparação com as crianças que não estavam no programa ABCD, as crianças ABCD tinham mais probabilidades de ter tido uma consulta dentária, relatavam menos medos e os pais estavam mais satisfeitos com os cuidados dentários dos seus filhos.

Outro esforço bem sucedido para aumentar a disponibilidade de prestadores de cuidados dentários em áreas carenciadas, principalmente em zonas rurais, é o programa Pediatric Dental Fellowship da Universidade de Maryland. Os dentistas pediátricos que se licenciaram em escolas de medicina dentária dos EUA são recrutados para trabalhar em clínicas de saúde comunitárias para verem os doentes do Medicaid. Os bolseiros passam geralmente dois anos no programa e vêem-no como um trampolim nas suas carreiras, talvez dando-lhes tempo para se prepararem para a sua especialidade ou facilitando a obtenção de uma licença dentária em Maryland. Este programa começou em 1998 e inclui atualmente 8 bolseiros. Diferentes versões de programas de reembolso de empréstimos a nível federal e estatal também aumentam o número de dentistas que aceitam crianças abrangidas pelo Medicaid. Os dentistas nestes programas são obrigados a ver uma percentagem de crianças abrangidas pelo Medicaid como parte da sua carga de pacientes ou são obrigados a trabalhar a tempo inteiro durante um certo número de anos em locais específicos situados em áreas mal servidas.

Outro programa de sucesso que fornece serviços dentários atempados a crianças em idade pré-escolar é o "Into the Mouths of Babes" da Carolina do Norte. Este programa é único na medida em que foi o primeiro a formar prestadores de serviços médicos para oferecerem serviços dentários, tais como avaliação de risco, rastreio, encaminhamento, aplicação de verniz fluoretado e aconselhamento aos prestadores de cuidados. As avaliações deste programa indicaram que os profissionais não dentários eram capazes de prestar serviços dentários preventivos que os dentistas não estavam a prestar. As crianças estavam a receber serviços que, de outra forma, não estariam ao seu dispor. Outra oportunidade política importante é abordar a regulamentação de quem pode prestar serviços dentários. Atualmente, os Conselhos Estaduais de Licenciamento Dentário controlam os serviços que os profissionais de medicina dentária podem prestar e o tipo de supervisão necessária. Permitir aos higienistas dentários uma prática mais independente em locais e clínicas de saúde pública ajudaria a colmatar a lacuna, proporcionando actividades precoces de promoção da saúde geral e oral das crianças. O alargamento das funções do pessoal auxiliar de medicina dentária também é importante para aumentar os serviços prestados às crianças em idade pré-escolar.

Recomendado para leitura:

1. Política sobre Cárie Precoce da Infância (CPE): Classificações, Consequências e Estratégias Preventivas. Pediatr Dent. 2016; 38:52-54.

2. Contreras V, Toro MJ, Elías-Boneta AR, Encarnación-Burgos A.Effectiveness of silver diamine fluoride in caries prevention and arrest: a systematic literature review. Gen Dent. 2017; 65:22-29.

3. Salzer S, Alkilzy M, Slot DE, Dorfer CE et al. Presidentes do Grupo de Trabalho 3; ORCA. Aspectos sócio-comportamentais na prevenção e controlo da cárie dentária e das doenças periodontais a nível individual e populacional. J Clin Periodontol. 2017; 44:S106-S115.

4. Garcia RI, Gregorich SE, Ramos-Gomez F, Braun PA, Ausência de eventos adversos relacionados com vernizes de flúor em ensaios de prevenção de cáries em crianças pequenas, Estados Unidos. Prev Chronic Dis. 2017; 14:E17.

5. Suma Sogi HP, Hugar SM, Nalawade TM, Sinha A, et al. Conhecimento, atitude e práticas de cuidados de saúde oral na prevenção de cáries na primeira infância entre pais de crianças na cidade de Belagavi: A Questionnaire study. J Family Med Prim Care. 2016; 5:286-290.

GESTÃO:

Objectivos:

1. Gestão da emergência existente
2. Detenção e controlo do processo carioso
3. Instituição de procedimentos preventivos
4. Restauração e reabilitação

Factores que afectam a gestão:

-A motivação do paciente e dos pais para o tratamento dentário.

-A extensão da deterioração.

-A idade do doente

-Cooperação da criança.

Directrizes da AAPD

-Quando as crianças de tenra idade não beneficiaram de cuidados preventivos adequados e desenvolvem posteriormente uma CEC, a intervenção terapêutica deve ser efectuada por um profissional com formação, experiência e conhecimentos especializados para gerir tanto a criança como o processo da doença.

-Devido à natureza agressiva do CEC, o tratamento deve ser específico para cada doente.

-As áreas de descalcificação e hipoplasia podem desenvolver rapidamente cavitação. A utilização de agentes anticariogénicos pode reduzir o risco de desenvolvimento e progressão da cárie.

-As restaurações terapêuticas provisórias utilizando materiais como o GIC são eficazes tanto na abordagem preventiva como na terapêutica.

-As coroas de aço inoxidável são indicadas para diminuir o número de superfícies dentárias em risco de cáries secundárias e são menos susceptíveis de necessitar de retratamento do que outras restaurações.

-Os baixos níveis de cumprimento dos cuidados de acompanhamento e uma elevada taxa de crianças que necessitam de tratamento adicional também podem influenciar a decisão de um profissional para uma gestão restauradora mais definitiva da CEC.

-A extensão do processo da doença, bem como o nível de desenvolvimento e as capacidades de compreensão do paciente afectam as abordagens de orientação comportamental do médico.

-Para realizar o tratamento de forma eficaz e eficiente, o profissional deve empregar técnicas avançadas de orientação comportamental. Estas podem incluir estabilização protetora e / sedação ou anestesia geral.

-A anestesia geral pode proporcionar condições óptimas para a realização de procedimentos de restauração.

-A anestesia geral em determinadas circunstâncias pode oferecer uma alternativa económica à sedação para crianças com CEC.

As técnicas alternativas de tratamento restaurador (ART), utilizando materiais como os ionómeros de vidro que libertam flúor, são promissoras como abordagens preventivas e terapêuticas. Birardi V et al demonstraram que a terapia tradicional do CCE pode ser melhorada com a utilização do laser Nd:YAG. Dimitrova MM et al recomendaram a utilização de compómeros no tratamento da CCE.

O padrão atual de cuidados para o tratamento do CEC necessita normalmente de anestesia geral, com todas as suas potenciais complicações, porque o nível de comportamento cooperativo dos bebés e das crianças em idade pré-escolar é inferior ao ideal. Milnes et al constataram que os custos associados ao tratamento da CEC para uma população aborígene canadiana (viagens, alojamento, cuidados e instalações médicas e anestesia geral) constituíam um dreno significativo dos recursos governamentais. Assim, esta doença representa um enorme ónus para os terceiros pagadores (companhias de seguros e agências governamentais de assistência médica), bem como para os pais que têm menos probabilidades de o poder pagar. Não é de surpreender que os resultados clínicos do tratamento da CEC sejam fracos.

Sheehy et al, utilizando um inquérito telefónico, descobriram que 23% das crianças tratadas por CEC sob anestesia geral necessitaram de restaurações ou extracções após a cirurgia dentária inicial. Noutro estudo, 52% da coorte tratada sob anestesia geral apresentou novas lesões de esmalte de superfície lisa no prazo de 4-6 meses após a cirurgia dentária. Eidelman et al, utilizando uma revisão retrospetiva de prontuários, relataram que 57% da coorte do estudo que havia sido tratada sob anestesia geral precisou de tratamento para novas lesões cariosas dentro de 6-24 meses após a cirurgia dentária inicial. Noutro estudo retrospetivo de 42 crianças com CEC tratadas sob anestesia geral no Franciscan Children's Hospital and Rehabilitation Center, em Boston, 45% tinham sofrido uma recidiva ao fim de 12 meses após a cirurgia dentária.

Dada a morbilidade e os custos associados ao tratamento da recaída (por exemplo, anestesia geral, sedação, contenção física), o atual padrão de cuidados para a CEC, que envolve o tratamento sob anestesia geral, resulta em resultados clínicos inaceitáveis. Devem ser desenvolvidas novas estratégias de tratamento (por exemplo, quimioterapêuticas, comportamentais) para abordar os factores causais associados à recaída, se se quiser melhorar os resultados clínicos.

Um problema com incisivos primários anteriores que estão grosseiramente cariados é a falta de estrutura coronal para suportar e fornecer adesão para uma restauração de compósito (Figura 5, 6). Nestes casos, a utilização de um pino intracanal em dentes tratados endodonticamente melhora a retenção para uma restauração mais duradoura.

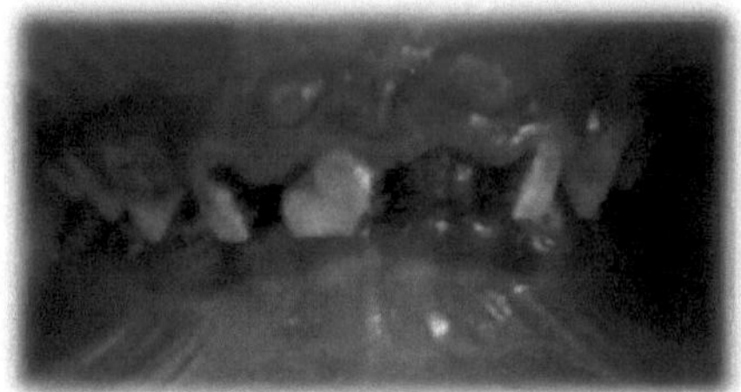

FIGURA 5 - DENTES ANTERIORES SUPERIORES GROSSEIRAMENTE CARIADOS

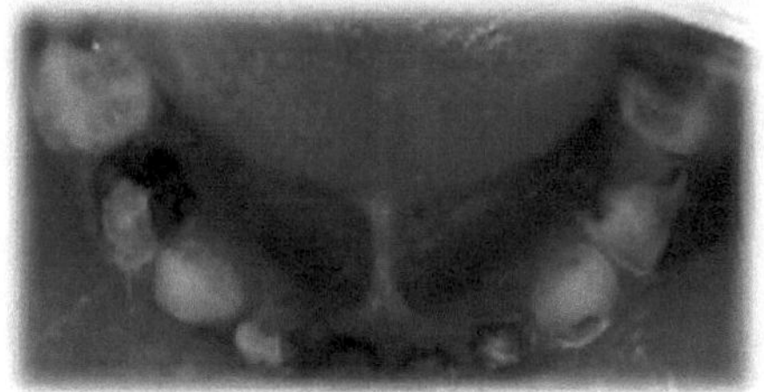

FIGURA 6 - DENTES ANTERIORES MAANDIBULARES GROSSEIRAMENTE CARIADOS

Para o efeito, podem ser utilizados vários materiais, tais como resina composta, metal, pinos biológicos e pré-fabricados. Rifkin descreveu a restauração de dentes anteriores decíduos com pino e coroa (Figura 7, 8).

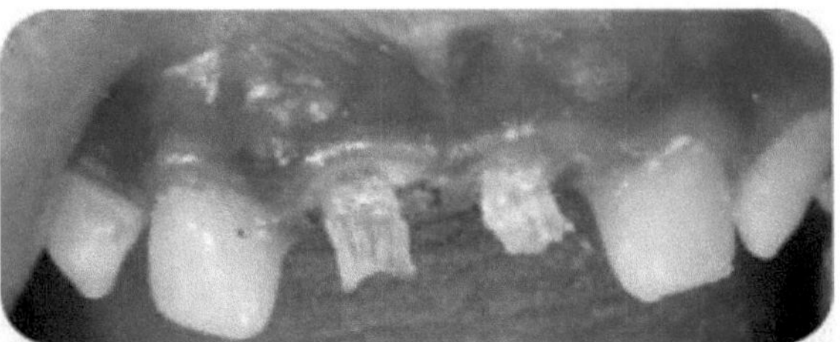

FIGURA 8 - PINO INTRACANAL NOS INCISIVOS SUPERIORES

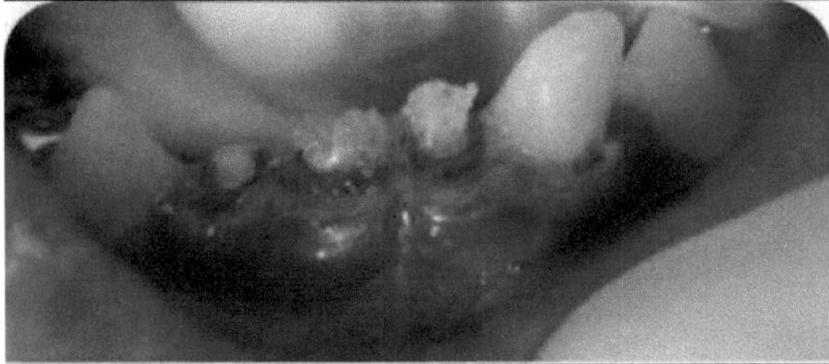

FIGURA 8 - PINO INTRACANAL EM INCISIVOS INFERIORES

Mas não foi amplamente aceite devido ao potencial de interferência na reabsorção radicular fisiológica se o fio se estender muito para dentro da raiz. Além disso, pode aumentar as tensões internas dentro da raiz, levando à fratura, se o pino for colocado à força num canal estreito. Os pinos roscados utilizados em dentes permanentes representam um custo excessivo para o odontopediatra, porque são comprados como um kit, que nunca é totalmente utilizado. Além disso, podem ser criadas tensões apicais, que podem levar à fratura da raiz durante a instalação. Rodrigues et al. descreveram o uso de pinos fundidos de níquel-cromo com macro-elementos que melhoraram a durabilidade das restaurações. Os pinos metálicos pré-formados e fundidos têm sido utilizados; no entanto, são caros e requerem uma etapa laboratorial adicional. A utilização de pilares metálicos requer a utilização de uma resina opaca para mascarar o pilar e pode colocar problemas adicionais durante o curso da esfoliação natural. Uma opção mais estética pode ser a utilização de um pilar biológico. Grewal N e Seth R concluíram que o método de utilização de uma restauração biológica de coroa e pilar apresentou resultados promissores quando comparado com o método convencional de utilização de uma restauração de resina composta reforçada intracanal. As desvantagens desta técnica incluem a necessidade de um banco de dentes, a aceitação do dador e do recetor e políticas rigorosas de controlo cruzado de infecções. A utilização da restauração de facetas de esmalte humano é outra técnica clínica alternativa para restaurar dentes anteriores decíduos severamente cariados, restabelecendo a forma e a estética. As vantagens desta técnica são a melhoria da estética, o esmalte natural tem um desgaste fisiológico e oferece suavidade superficial e adaptação cervical compatíveis com as dos dentes circundantes. A duração da consulta pode ser reduzida, além disso, esta técnica elimina o processamento laboratorial, reduzindo os custos. Motisuki et al tinham restaurado dentes decíduos severamente cariados utilizando uma restauração indireta de resina composta com pilar de fibra de vidro. Esta técnica era dispendiosa e exigia trabalho de laboratório. A retenção intracanal em dentes decíduos pode ser obtida através da construção direta de pinos de resina composta ou da preparação de um rebaixo em forma de cogumelo invertido no canal radicular antes da construção da resina. No entanto, os pinos de resina composta têm uma baixa resistência à carga. Os pinos intracanais de resina composta reforçada com fibra de vidro mostraram melhor retenção e adaptação marginal do que os pinos de fio de aço inoxidável em forma de ómega.

Existem muitas opções para reparar incisivos decíduos cariados. As preferências do operador, as exigências estéticas dos pais, o comportamento da criança e a capacidade profissional são variáveis que afectam a decisão e o resultado final de qualquer restauração escolhida (Figura 9, 10).

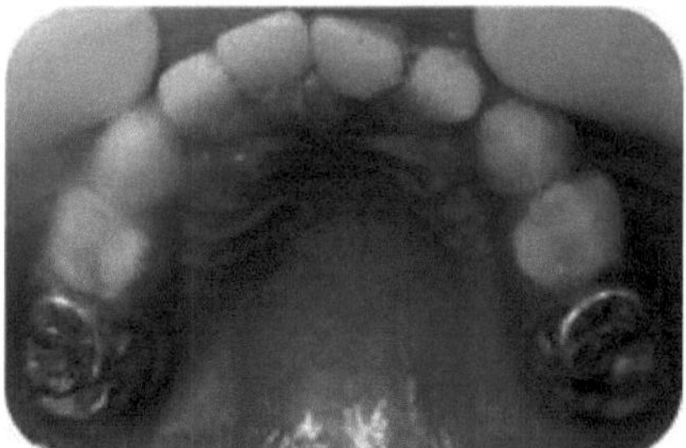

FIGURA 9 - REABILITAÇÃO COM COROAS DE TIRAS

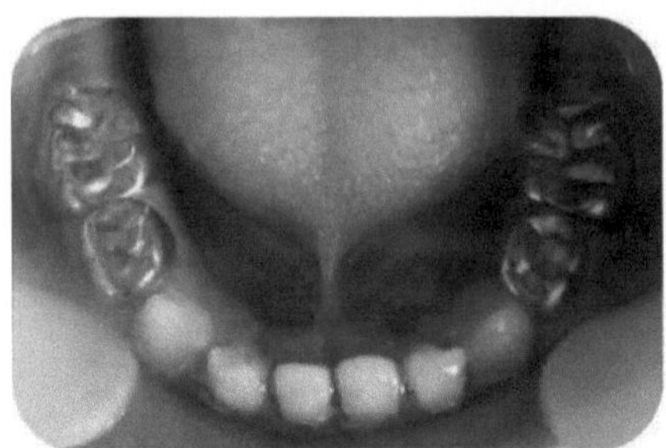

FIGURA 10 - REABILITAÇÃO COM COROAS DE TIRAS

Recomendado para leitura:

1. Primosch RE, Balsewich CM, Thomas CW. Avaliação dos resultados de uma estratégia de intervenção para melhorar a adesão dos pais às avaliações de acompanhamento após o tratamento de cáries na primeira infância utilizando anestesia geral numa população do Medicaid. ASDC J Dent Child. 2001;68 :102-8, 80.

2. Política sobre Cárie Precoce da Infância (CPE): Classificações, Consequências e Estratégias Preventivas. Pediatr Dent. 2016; 38:52-54.

3. Contreras V, Toro MJ, Elías-Boneta AR, Encarnación-Burgos A.Effectiveness of silver diamine fluoride in caries prevention and arrest: a systematic literature review. Gen Dent. 2017; 65:22-29.

4. Salzer S, Alkilzy M, Slot DE, Dorfer CE et al. Presidentes do Grupo de Trabalho 3; ORCA. Aspectos sócio-comportamentais na prevenção e controlo da cárie dentária e das doenças periodontais a nível individual e populacional. J Clin Periodontol. 2017; 44:S106-S115.

5. Garcia RI, Gregorich SE, Ramos-Gomez F, Braun PA, Ausência de eventos adversos relacionados com o verniz de flúor em ensaios de prevenção da cárie em crianças pequenas, Estados Unidos. Prev Chronic Dis. 2017; 14:E17.

6. Suma Sogi HP, Hugar SM, Nalawade TM, Sinha A, et al. Conhecimento, atitude e práticas de cuidados de saúde oral na prevenção de cáries na primeira infância entre pais de crianças na cidade de Belagavi: A Questionnaire study. J Family Med Prim Care. 2016; 5:286-290.

7. Hernandez P, Kisamore AN. Desmame gradual e gestão de cuidados orais da amamentação prolongada com base nas preferências da família. J Am Dent Assoc. 2017; 148:392-398.

8. Arrow P, Klobas E. Odontologia de intervenção mínima para cáries na primeira infância e

ansiedade dentária infantil: um estudo controlado randomizado. Aust Dent J. 2017; 62:200-207.

9. Mathu-Muju KR, McLeod J, Walker ML, Chartier M, Harrison RL. A Iniciativa para a Saúde Oral das Crianças: An intervention to address the challenges of dental caries in early childhood in Canada's First Nation and Inuit communities. Can J Public Health. 2016; 107:e188-93.

RESUMO E CONCLUSÕES:

Infelizmente, a CEC ainda é uma doença comum em crianças pequenas. É uma condição clínica angustiante que confronta a criança, os pais e o dentista. Resumindo, o primeiro evento na história natural da doença infecciosa CEC é a infeção primária por EM. O segundo evento é a acumulação de EM até ao nível patogénico, resultante da exposição frequente e prolongada a açúcares promotores de cáries na dieta. O terceiro evento é a rápida desmineralização do esmalte, resultando na cavitação da estrutura dentária. Por outras palavras, a colonização oral primária por MS está associada a comportamentos alimentares promotores de cáries.

A CCE continua a ser um problema de saúde pública considerável e significativo nos países em desenvolvimento e entre as minorias nos países desenvolvidos. Tendo em conta a natureza infecciosa da CCE e o modo de transmissão dos microrganismos responsáveis pelo desenvolvimento da cárie, é importante desenvolver um plano de educação e prevenção em matéria de higiene com os pais durante as primeiras consultas. Este plano deve ter em conta as condições de vida da família e o ambiente sociocultural. Outra abordagem consiste em impedir a acumulação de S. mutans até níveis patológicos através da aplicação tópica de agentes antimicrobianos. A prevenção de comportamentos alimentares cariogénicos é uma abordagem para prevenir a CEC.

Em conclusão, o diagnóstico precoce do CEC e a identificação dos factores de risco são essenciais para a implementação de medidas preventivas e curativas que atenuem as complicações e as repercussões da doença. É, por isso, fundamental reforçar a consciencialização dos pais para a gravidade do CEC, para que

é dada a devida atenção à deteção precoce e à eliminação dos factores de risco. Com os avanços no conhecimento sobre a etiologia e a patogénese da cárie dentária, a CCE pode agora ser prevenida. Uma gestão bem sucedida depende de uma abordagem coordenada em equipa entre o pediatra, o dentista pediátrico, os pais e a criança.

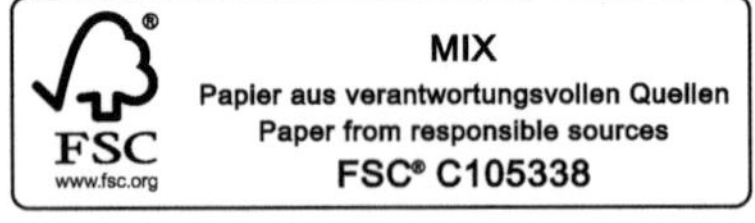

Printed by Books on Demand GmbH, Norderstedt / Germany